LA
ZONA
DE SALUD
HORMONAL

LA ZONA DE SALUD HORMONAL

DR. DON COLBERT

CASA CREACIÓN

La mayoría de los productos de Casa Creación están disponibles a un precio con descuento en cantidades de mayoreo para promociones de ventas, ofertas especiales, levantar fondos y atender necesidades educativas. Para más información, escriba a Casa Creación, 600 Rinehart Road, Lake Mary, Florida, 32746; o llame al teléfono (407) 333-7117 en Estados Unidos.

La zona de salud hormonal por Dr. Don Colbert
Publicado por Casa Creación
Una compañía de Charisma Media
600 Rinehart Road
Lake Mary, Florida 32746
www.casacreacion.com

A menos que se indique lo contrario, el texto bíblico ha sido tomado de la versión Reina-Valera © 1960 Sociedades Bíblicas en América Latina; © renovado 1988 Sociedades Bíblicas Unidas. Utilizado con permiso. Reina-Valera 1960® es una marca registrada de la American Bible Society, y puede ser usada solamente bajo licencia.

Traducido por: Marina Lorenzin
Diseño de la portada: Justin Evans
Director de Diseño: Justin Evans
Ilustraciones por: Abraham Mast

Originally published in the U.S.A. under the title:
Dr. Colbert's Hormone Health Zone
Published by Charisma House, A Charisma Media Company, Lake Mary, FL 32746 USA
Copyright © 2019
All rights reserved

Visite la página web del autor: www.drcolbert.com
o hormonehealthbook.com

Library of Congress Control Number: 2018961940
ISBN: 978-1-62999-431-4
E-book ISBN: 978-1-62999-432-1

Nota del autor: Por años, les he dicho a las parejas que no se divorcien hasta que ambos controlen, equilibren y optimicen sus hormonas. ¡Cada consejero matrimonial, consejero de familia, psicólogo y pastor debería saberlo! He visto cientos de matrimonios restaurados después de que ambos equilibraran sus niveles de testosterona. Por supuesto, esto no se limita a las relaciones sexuales; también tiene que ver con la vida, el matrimonio, la familia, la diversión, la salud y cumplir el propósito por el que fuimos creados. ¿Cómo podemos glorificar y honrar a Dios cuando nuestras vidas se están desmoronando? Desde luego, los niveles hormonales no son la respuesta para todo, pero sí desempeñan una parte importante en cada área de la vida, especialmente en su matrimonio.

Aunque el autor hizo todo lo posible por proveer teléfonos y páginas de internet correctas al momento de la publicación de este libro, ni la editorial ni el autor se responsabilizan por errores o cambios que puedan surgir luego de haberse publicado. Además, la editorial no tiene control ni asume responsabilidad alguna por páginas web y su contenido de ya sea el autor o terceros.

Impreso en los Estados Unidos de América
19 20 21 22 23 * 5 4 3 2 1

Dedicado a los millones de pacientes a quienes se les ha dicho que los síntomas como la fatiga, las manos frías, los pies fríos, la confusión mental, el letargo, la depresión, la irritabilidad, etc. se debían al envejecimiento o al estrés o a la depresión. Probablemente, se le haya recetado un antidepresivo o algún otro medicamento, y con una palmada en la espalda se le haya dicho que esto es normal en el proceso de envejecimiento y que espere más síntomas problemáticos. Bueno, es probable que necesite optimizar sus hormonas o llevarlas al nivel de una persona de veinticinco años. Cuando eso suceda, la mayoría de estos síntomas se aliviarán.

CONTENIDO

¿CUÁN SALUDABLE DESEA SER?

N O ES MUY habitual, al menos en la comunidad médica, que pueda existir una necesidad real, tal como una enfermedad debilitante o una década de síntomas y decir: "Ahora tenemos la respuesta para dicha enfermedad". La palabra que mejor describe este sentimiento es *esperanza*. ¡Quizá *entusiasmo* también!

¡El presente libro contiene respuestas para tantos síntomas, enfermedades, dolencias, malestares, preocupaciones y problemas que no me serían posible enumerarlos a todos! ¡Las perspectivas para una mejor salud y futuro nunca han sido tan prometedoras! La pregunta en realidad es: ¿Cuán saludable desea ser?

Naturalmente, todos queremos estar tan saludables como sea posible. Después de todo, la salud es nuestro mayor activo. Es la que nos proporciona la oportunidad para ir en búsqueda de nuestros objetivos, cumplir nuestros sueños y disfrutar de la vida en su plenitud.

Lamentablemente, muchos de nosotros tenemos límites que nos imponemos a nosotros mismos o nos son impuestos. Como resultado, tenemos obstáculos en nuestra salud que parecen insuperables. "Bueno, esto es lo que sucede cuando uno llega a los treinta, los cuarenta, los cincuenta o los sesenta", se nos dice. Sin importar la edad que tenga, existe una extensa lista de enfermedades cuyo padecimiento es supuestamente normal. Pero no quiero tenerlas; ¿y usted?

Qué pasaría si pudiéramos cambiar todos los síntomas negativos en apariencia "normales" por las siguientes condiciones:

- Aumento del metabolismo
- Mejor conciliación del sueño
- Más energía
- Para las mujeres, recuperar sus curvas
- Mayor concentración
- Pérdida de peso
- Mejor resistencia
- Disminución del colesterol
- Manos y pies cálidos

- Para los hombres, no tener signos de disfunción eréctil
- Cabello grueso
- Piel sin arrugas
- Protección contra la demencia
- Protección contra el Alzheimer
- Protección contra el Parkinson
- Esperanza y placer por la vida

—Apúntenme para estos síntomas —con mucho gusto diría la gente. Por suerte, esto es posible cuando *optimizamos* nuestros niveles hormonales. Por años se nos ha dicho que debemos procurar un equilibrio hormonal; no obstante, como analizaremos más adelante en el libro, este no es el panorama completo.

Piénselo de este modo: imagínese que ha estado entrenando para participar en una carrera local de 5K, y cuando se presenta para obtener su camiseta, se le da la opción de cargar una roca de cien libras (cuarenta y cinco kilogramos), una roca de cincuenta libras (veintitrés kilogramos) o no cargar ninguna roca.

Si sus hormonas se encuentran alteradas, es como si estuviera cargando la roca de cien libras. Y si sus hormonas están equilibradas, entonces correrá más liviano, cargando una roca de cincuenta libras. Pensará que así está mucho mejor, pero ¿qué hay de la opción de no llevar ninguna roca en absoluto? Es allí cuando sus hormonas están más allá de su estado de equilibrio; se encuentran *optimizadas*, y este es el propósito del presente libro.

También puede compararlo con una calificación. Técnicamente, puede aprobar obteniendo una D, pero a duras penas... lo cual es similar a cuando alguien tiene bajos niveles hormonales. Una calificación promedio de C, es semejante a los pacientes que tienen sus hormonas equilibradas dentro de los límites normales. Sin embargo, una calificación sobresaliente, promedio A, es cuando sus hormonas han alcanzado niveles optimizados.

Así es como funcionan las hormonas. Incluso cuando están equilibradas, suelen funcionar con un déficit. Usualmente, padecemos algunos síntomas, la enfermedad golpea a nuestra puerta y la vida se torna difícil de llevar. Ciertas personas pueden manifestar que son felices con los niveles hormonales equilibrados, pero si se les brindara la opción de elegir entre valores equilibrados y óptimos, imagino que optarán por tener las hormonas en su rango óptimo.

Durante décadas he ayudado a los pacientes a equilibrar sus niveles hormonales, y solo en raras ocasiones manifestaron: "¡Me siento estupendo!". Por supuesto que notan una mejoría, pero por lo general no se sienten estupendos. Es cierto, cambiaron una roca de cien libras por una roca de cincuenta libras o una calificación D por una C. Se siente más liviano y ello constituye una mejora en la calidad de vida. Pero ¿quién quiere solamente sobrellevar la vida? Sentirse verdaderamente bien es correr libre, mantenerse saludable y pleno y disfrutar de la vida. Esta es la manera en que nuestros cuerpos fueron destinados para funcionar.

Por lo tanto, si quiere pasar de sentirse bien a sentirse estupendo, cerrarle la puerta a numerosas enfermedades y volver a lucir y sentirse como cuando era más joven, entonces *optimizar sus hormonas* es el camino a seguir. ¡Es un recorrido agradable del cual probablemente disfrute por el resto de su vida!

ES HORA DE ENTRAR A LA ZONA DE SALUD HORMONAL

NUMEROSAS EPIDEMIAS ESTÁN afectando los Estados Unidos. Aquí se detallan algunas:

- Obesidad: casi dos de cada cinco personas (39,8 por ciento) padecen de obesidad.[1]
- Diabetes tipo 2 y prediabetes: aproximadamente, una de cada diez personas es diabética, y una de cada tres sufre de prediabetes.[2]
- Enfermedades cardíacas: uno de cada cuatro fallecimientos se debe a causas cardíacas.[3]
- Alzheimer: se estima que en el 2013 la enfermedad de Alzheimer afectó a cinco millones de estadounidenses; los expertos anticipan que esta cifra se triplicará para el 2050.[4]

A medida que los adultos envejecen, la calidad de vida se deteriora lentamente y se vuelven más cansados, más apáticos, más estresados y finalmente deprimidos. Aumentan de peso, y sus doctores, por lo general, comienzan a prescribirle cada vez más medicamentos, tales como estatinas para reducir el colesterol, antidepresivos, medicamentos para controlar la hipertensión, medicamentos para la diabetes tipo 2 y la prediabetes y somníferos para tratar el insomnio. ¿Pero estos medicamentos prescriptos para combatir dichas enfermedades y síntomas abordan realmente la raíz del problema?

HECHO COMPROBADO

¿Sabía que en los Estados Unidos las reacciones farmacológicas adversas constituyen en la actualidad la cuarta causa de mortalidad? Esto las coloca por encima de la diabetes, las enfermedades pulmonares, el SIDA, la neumonía, los fallecimientos por accidentes automovilísticos y otros accidentes.[5] Piense en esto antes de que su doctor le realice otra receta médica.

La causa principal de muchas enfermedades y afecciones asociadas con el envejecimiento —la obesidad, la prediabetes, la diabetes tipo 2, la fatiga, la depresión, el estrés, las enfermedades cardíacas, el colesterol alto y la hipertensión— se debe, por lo general, a niveles hormonales por debajo del valor óptimo, especialmente en las hormonas sexuales, las hormonas tiroideas y suprarrenales.

Es cierto que la dieta y la nutrición son factores importantes; sin embargo, optimizar sus niveles hormonales constituye absolutamente la clave para sentirse estupendo, perder peso y tener energía, vitalidad, pasión, resistencia y fuerza. La buena noticia es que en este libro le voy a contar justamente cómo conseguirlo. ¡No se trata solo de sobrevivir, sino de prosperar! ¡Y como si esto fuera poco, cuando optimiza sus hormonas, se vuelve resistente a la mayoría de las enfermedades asociadas con el envejecimiento!

Veamos ahora algunas hormonas y sus beneficios.

LOS BENEFICIOS DE OPTIMIZAR LOS NIVELES DE TESTOSTERONA TANTO PARA HOMBRES COMO PARA MUJERES

+ Ayuda al cuerpo a perder peso y a mejorar el crecimiento muscular. Y cuanta más masa muscular tenga, mayor será su ritmo metabólico y más calorías quemará estando en reposo. Esto ayuda a prevenir la prediabetes y la diabetes tipo 2, y junto con una dieta apropiada, incluso puede llegar a revertir la diabetes tipo 2 por completo.

+ Aumenta la energía, lo cual mejora su estado anímico, y esto a su vez ayuda a mejorar o a superar la depresión. Después de todo, tener óptimos niveles de energía y buen estado anímico son esenciales para competir y ganar en un mundo competitivo.

+ Protege su cerebro, mejora la memoria y previene la demencia. También previene el daño cerebral, mejora la circulación sanguínea del cerebro y ayuda a la reparación neuronal.

+ Ayuda al fortalecimiento de los huesos.

+ Protege su corazón al aumentar el óxido nítrico, el cual produce un mejoramiento del flujo sanguíneo en las arterias coronarias. La testosterona fortalece el músculo del corazón, lo que lo ayuda a mantener fuertes contracciones cardíacas.

+ Proporciona uno de los mejores antidepresivos al incrementar los neurotransmisores, tales como la noradrenalina, la serotonina y la dopamina.[6]

+ Reduce la inflamación del cuerpo, lo cual ayuda a aliviar el dolor crónico, el dolor de la artritis y la fibromialgia.

+ Previene la debilidad y la fragilidad, que considero el mejor seguro para mantenerlo alejado de los hogares de ancianos. (Por ese motivo he optimizado los niveles de testosterona de mi madre, sobre lo cual compartiré más adelante).

LOS BENEFICIOS DE OPTIMIZAR LOS NIVELES TIROIDEOS CON UNA TIROIDES ACTIVA[*]

+ Por lo general aumenta su energía mejor que la mayoría de las otras hormonas o los suplementos que he visto.

+ Generalmente ayuda al cuerpo a perder peso al aumentar el ritmo metabólico.

+ Mejora y puede revertir la depresión al subir su estado emocional.

+ Contribuye a combatir la infertilidad y al sangrado menstrual abundante.

+ Mejora los dolores musculares y por lo general mejora la fibromialgia.

+ Generalmente ayuda a detener la caída de cabello, especialmente cuando se la combina con progesterona natural micronizada.

+ Suele mejorar la memoria.

+ Por lo general mejora o revierte el estreñimiento.

+ Habitualmente reduce el colesterol de manera significativa y, por lo general, ayuda a prevenir la acumulación de placas en las arterias.

---

[*] El noventa y nueve por ciento de las prescripciones médicas usan tiroides inactiva en forma de Synthroid o levotiroxina.

    ◆ Aumenta la temperatura corporal y resuelve el problema de las manos y los pies fríos que suele ser causado por el hipotiroidismo.

Optimizar estas hormonas, junto con el estradiol bioidéntico, la progesterona y las hormonas suprarrenales, es vital en la prevención de las enfermedades asociadas con el envejecimiento. En *La zona hormonal*, le enseñaré cómo entrar y permanecer "en la zona", lo cual impedirá o tratará un sinnúmero de enfermedades.

He tenido pacientes de cincuenta, sesenta, setenta, ochenta y hasta noventa años quienes están libres de toda enfermedad y tienen una energía, pasión y vitalidad tremendas. Ellos viven en la zona de salud hormonal.

Estar en la zona de salud hormonal no significa solamente mantener un equilibrio hormonal, sino también optimizar sus hormonas, a fin de que las mismas puedan estar al nivel de un hombre o una mujer de veinticinco años. ¡Es entonces cuando comenzará a sentirse como una persona de veinticinco años! Los pacientes que viven en la zona de salud hormonal son los más saludables y resistentes a las enfermedades y se mantienen ocupados haciendo aquello que disfrutan de la vida. Son hacedores, no se quedan sentados, descansando o pasivos.

Por casi tres décadas, equilibré las hormonas utilizando las hormonas bioidénticas, pero en los últimos años, me he dedicado a optimizar las hormonas con resultados asombrosos. Estamos hablando de prevenir y revertir enfermedades en las vidas de innumerables pacientes. Los resultados son tan impresionantes que decidí denominar la zona de salud hormonal como el octavo pilar de la salud.

En lo personal, he estado viviendo en la zona de salud hormonal durante los últimos años y me encuentro con más energía, fuerza y vitalidad de las que tenía a la edad de veinte. Lamento no haber descubierto esto antes porque podría haber logrado mucho más si hubiese vivido más tiempo en la zona de salud hormonal.

Ahora usted tiene la oportunidad de vivir en la zona de salud hormonal. Puede cerrarle la puerta a la mayoría de las enfermedades asociadas con el envejecimiento y comenzar a sentirse como una persona de veinticinco años otra vez, al ¡adentrarse en la zona!

PARTE I
ENCONTRARLE EL SENTIDO A LAS HORMONAS

E STA PRIMERA PARTE está diseñada con el fin de encontrarle un sentido a la confusa función de las hormonas en nuestras vidas y en nuestra salud. Clarifica toda confusión, muestra el significado de los síntomas y proporciona respuestas. Tiene como propósito justamente explicar qué les sucedió a nuestras hormonas.

CAPÍTULO 1

LAS HORMONAS . . . Y LA VIDA QUE DESEA

BILL FUE MI paciente durante varios años. A los ochenta años se encontraba constantemente cansado, sufría de dolor crónico de espalda y artritis, apenas podía levantarse de la cama, no podía dormir bien por las noches y padecía de agrandamiento de próstata. Mientras me ocupaba de tratar sus problemas de salud, los cuales también incluían lagunas mentales, depresión leve y síntomas de manos y pies fríos que iba en aumento, logré mantener su equilibrio hormonal. Fui cuidadoso al no elevar demasiado sus niveles de testosterona.

El problema residía en que su larga lista de síntomas parecía nunca desaparecer. Todo lo que quería hacer era quedarse sentado en su hogar, leer el periódico y mirar las noticias. Básicamente no tenía ganas de hacer nada. ¡Se estaba convirtiendo en un anciano gruñón e irritable!

—Esto es lo que pasa cuando tienes ochenta —bromeó. Pero yo sabía que pretendía más de la vida. Yo también; y no solo para él, sino para mí cuando llegara a esa edad.

Los niveles de testosterona de Bill rondaban los 500 ng/dL, y con un rango para los hombres de 348 a 1197 ng/dL en ese entonces, los niveles de Bill eran bastante normales. Sus hormonas estaban equilibradas, y habíamos trabajado para mantener dicho equilibrio hormonal. Sin el tratamiento que habíamos hecho, sus valores hormonales habrían sido mucho más bajos.

Cierto día, Bill viajó hacia el otro extremo del país para visitar a un amigo de ochenta años de edad quien vivía en California. Además de tener la misma edad, no tenían muchas similitudes. Su amigo aún tenía hombros anchos, una cintura angosta y era una persona activa. Solía jugar al tenis o al golf día de por medio, tenía una energía tremenda, se tomaba de vacaciones y disfrutaba de la vida. De hecho, tenía tanta energía que prestaba servicio voluntario para una organización benéfica, a fin de recaudar fondos para una causa en la que creía.

—¿Qué estás haciendo que yo no hago? —Bill exigió al poco tiempo de su llegada.

—Mantengo mis niveles hormonales como una persona de veinte años —su amigo manifestó.

—¿Qué? Mis hormonas están equilibradas —Bill insistió—. Están dentro de los valores correspondientes, como debe ser.

—Pueden que estén equilibradas, pero de acuerdo con los niveles que uno esperaría para un sujeto de sesenta, setenta u ochenta años, ¿correcto? —su amigo se burló.

—Entonces, ¿qué haces exactamente para obtener los niveles hormonales de un joven de veinte? —Bill le preguntó intrigado.

—La respuesta son las inyecciones hormonales. Ya hace algunos años que me las he estado aplicando y me siento estupendo —el amigo de Bill manifestó enfáticamente.

Bill estaba harto de sus síntomas, y dado que se encontraría en la ciudad por varias semanas, concertó una cita para visitar al médico de su amigo. Luego de realizarse los análisis de sangre correspondientes, establecieron el objetivo de aumentar sus niveles de testosterona y de tiroides comparables a los de una persona de veinte años.

Ansioso por cambiar su vida, Bill aprendió a inyectarse de manera autónoma, lo cual resultó ser mucho menos doloroso y más fácil de lo que esperaba. Sus niveles de testosterona incrementaron alrededor de 950 ng/dL, y durante algunos meses todos sus síntomas comenzaron a desaparecer.

Los primeros síntomas en irse fueron las lagunas mentales y la depresión, tenía mayor resistencia y concentración. Luego le siguieron el dolor de espalda y la artritis. Tenía más energía y ya no necesitaba de tantas siestas a lo largo del día. Comenzó a hacer más ejercicios, como caminar, andar en bicicleta y otros ejercicios para fortalecer la zona central del cuerpo. En nueve meses era un hombre diferente.

Cuando vino a verme, me dijo sin rodeos —Quiero mantener mis niveles hormonales como los de un joven de veinte años.

—¿Qué quieres decir? —le pregunté—. Ya tienes casi ochenta y uno.

Procedió a explicarme lo que había estado haciendo desde su último control médico. Cuanto más hablábamos, más coincidía con él. ¿Y por qué no? ¿Por qué solamente mantener un equilibrio hormonal cuando uno puede optimizarlo?

Pero ¿es bueno para la salud? ¿Puede hacerle daño? ¿Existen efectos colaterales negativos que puedan superar los efectos colaterales positivos? Le realicé una prueba del antígeno prostático específico (PSA, por sus siglas en inglés) y los resultaron fueron normales. De hecho, su frecuencia urinaria incluso había mejorado.

Y así comenzó mi transición de mantener un equilibrio hormonal a optimizarlo.

Aprovechar la vida al máximo

Han pasado ya varios años desde esa conversación con Bill. En su manera de pensar independiente, me impulsó a reconsiderar aquello que se me había enseñado y el tratamiento subsiguiente de mis pacientes.

Comencé a asistir a capacitaciones avanzadas en materia hormonal precedidas por algunos de los principales expertos en rejuvenecimiento, ginecólogos y doctores especializados en el sistema endócrino de todo el mundo. Me llevó mucho tiempo, esfuerzo y dinero aprender a cómo detectar los niveles hormonales subóptimos, tratar con las diferentes hormonas de la mejor manera posible y optimizar los niveles hormonales hasta el punto en que los pacientes pudieran recuperar su salud.

¡Y la diferencia en la vida de mis pacientes ha sido asombrosa! Podría contarle historias por horas, tales como:

+ Las historias de jóvenes que no podían quedar embarazadas, mucho menos llevar un embarazo a término, y quienes ahora tienen uno o más hijos propios.

+ Las historias de hombres que pudieron revertir su incapacidad y ya no sufren los síntomas de disfunción eréctil.

+ Las historias de mujeres que lograron abandonar por completo los medicamentos antidepresivos.

+ Las historias de hombres de edad avanzada quienes pudieron fortalecer sus músculos y, de hecho, detener la pérdida gradual de la masa muscular.

+ Las historias de mujeres que escaparon de la pesadilla de las migrañas, el aumento de peso, la irritabilidad, la ansiedad o el SPM (síndrome premenstrual).

+ Las historias de hombres y mujeres quienes detuvieron en seco la aparición de enfermedades relacionadas con la memoria.

+ Las historias de hombres y mujeres quienes ya no padecen de hipertensión, insomnio, colesterol alto, diabetes tipo 2, fibromialgia, fatiga crónica o dolencias crónicas.

✦ Las historias de hombres y mujeres de edad avanzada que pueden seguir viviendo sus vidas como prefieran, y no ser admitidos en un hogar de ancianos.

Créame cuando digo que las historias son interminables, y todo se debe a que fuimos capaces de optimizar los niveles hormonales.

CÓMO IR DEL EQUILIBRIO A LA OPTIMIZACIÓN

Hallar lo que es mejor para los pacientes también incluye hacer lo que sea saludable para ellos. Aunque esto debería ser obvio, trabajo muy diligentemente cuando examino, reviso y controlo los análisis de laboratorio y los niveles hormonales, a fin de mantener la calidad de vida de los pacientes. Se promueven también la dieta, los ejercicios, la suplementación nutricional y los hábitos de vida saludables, pero en el centro de la transformación de las vidas de estas personas reside el simple hecho de que optimizamos sus hormonas.

He ejercido la medicina por treinta y cinco años y por más de veinticinco de esos años me he dedicado a la terapia de reemplazo de hormonas bioidénticas. Durante ese tiempo, he descubierto que para ayudar verdaderamente a los pacientes a llegar a la causa principal de sus problemas, una visita a mi consultorio de cinco a diez minutos no es suficiente. Asimismo, es necesario más que una simple prescripción como: "tome esta píldora y regrese en seis meses".

HECHO COMPROBADO

Cerca del setenta por ciento de los estadounidenses toma solo un medicamento; más de un cincuenta por ciento toma dos.[1]

Hace algunos años, tenía uno de los consultorios médicos más concurridos del estado de Florida, pero en la actualidad solo atiendo alrededor de ocho personas al día. Desde luego, esto limita mis ingresos, pero me rehúso a comprometer la atención médica que mis pacientes realmente necesitan. Es necesario un plan, uno que comprenda aspectos alimentarios, de estilo de vida, hormonales y nutricionales, a fin de que puedan realmente ver una mejoría.

Me atrevo a decir que cuando los pacientes ingresan por la puerta del consultorio, conozco casi todo su historial médico. Deben completar innumerables formularios de antecedentes personales y cuestionarios y enviarme todos sus estudios anteriores antes de verme. Estoy informado de cada queja, análisis de sangre, cirugías previas, trastornos de sueño, hábitos de ejercicios, alimentos que ingieren, cuestiones personales, signos vitales y mucho más.

Durante nuestra consulta de una hora todas las piezas se unen, permitiéndonos enfocarnos con la precisión de un láser en diseñar un plan para abordar sus necesidades y tratar sus verdaderos síntomas. Regresan algunos meses después y ajustamos los detalles que sean necesarios. Por lo general, en un plazo de tres a seis meses el paciente es una persona completamente transformada.

Cuando los síntomas desaparecen, las enfermedades suelen curarse o mejorar, y el gozo, la vida, el entusiasmo, la salud y el vigor regresan. ¡Esta es la razón por la que hago lo que hago!

Lamentablemente, un medicamento nuevo es la respuesta que la mayoría de los pacientes obtienen de sus médicos de cabecera con respecto a los síntomas que parecen nunca mejorar. Esto hace que la situación empeore o crea toda una lista nueva de efectos colaterales adversos.

Aunque no lo crea, la mayoría de las personas que padecen de lagunas mentales, aletargamiento, depresión, aumento de peso, insomnio, metabolismo lento, disfunción eréctil, manos frías, trastornos de memoria, pérdida de masa muscular, etc. no van a encontrar las respuestas que necesitan en un medicamento.

Y cuando no se trata la raíz de los síntomas, su condición suele empeorar. Esto, a su vez, abre las puertas a otras enfermedades y a otros medicamentos para tratar los síntomas nuevos, y el ciclo continúa cuesta abajo para el paciente.

Existe una manera mucho más eficaz. Optimizar sus hormonas abarca una gran parte de la respuesta.

CAPÍTULO 2

¿POR QUÉ EXISTE TANTA CONFUSIÓN EN MATERIA HORMONAL?

T RISHA HABÍA SIDO mal diagnosticada. Pude darme cuenta a los pocos minutos de conocerla.

—Mi doctor me prescribe antidepresivos, y ahora quiere que también tome otro medicamento. Quiero dejar de tomar todos estos medicamentos, pero soy consciente de que tengo que hacer algo para dejar de sentirme fatal. Estoy exhausta y con una falta de claridad mental que siento que apenas puedo pensar. Conciliar el sueño por las noches se está tornando cada vez más difícil. Todo esto está afectando mi rendimiento laboral.

Tenía apenas treinta y nueve años, tres hijos pequeños y trabajaba en una oficina de contabilidad. No era el único sostén de la familia, pero no podía permitirse perder su empleo.

—Como si esto fuera poco, no logro bajar de peso tan fácilmente como solía hacerlo. Simplemente eliminaba los postres y ejercitaba en el gimnasio un poco más duro, pero ahora eso no hace ninguna diferencia. Dejé de comer dulces por completo, pero las quince libras (siete kilogramos) extras se rehúsan a abandonar mi cuerpo.

Cuanto más conversábamos, se volvía cada vez más evidente que padecía de un desequilibrio hormonal, el cual solo iba a empeorar si no hacíamos algo al respecto de inmediato.

Llevamos a cabo varios análisis de sangre que confirmaron dicho desequilibrio. Sus valores hormonales, en especial su tiroides y testosterona, se encontraban en el extremo inferior de los límites aceptables por lo industria médica. Si su doctor hubiera realizado los mismos análisis, probablemente no habría hecho nada al respecto. Después de todo, todavía se encontraba "dentro del rango".

Procedí a explicarle que sus síntomas coincidían con sus niveles hormonales. También agregué que el estrés, los productos químicos y la edad pueden fácilmente producir un trastorno hormonal.

—¡Odio envejecer! —exclamó.

—¿Y a quién le gusta? —reí.

—En cuanto al estrés, tengo suficiente con los niños, mi jefe, los viajes diarios, mi familia política e, incluso, nuestros vecinos. No sé por qué, pero el estrés parece ser una constante en nuestras vidas.

Ella era, aunque no lo supiera, perfectamente normal. Hoy contamos con más factores que causan estrés que hace solo una generación.

—Desconozco acerca de los químicos, pero tratamos de comer saludable —agregó—. Y ambos vamos al gimnasio de forma regular.

—Con respecto a los alimentos y al ejercicio hablaremos más adelante —le expliqué—. Primero están tus hormonas. Necesitamos optimizarlas. Esto, a su vez, corregirá los síntomas que padeces, tales como el cansancio, la dificultad para bajar de peso, el insomnio, la falta de energía y las lagunas mentales.

Diseñamos un plan, y estaba ansiosa por comenzar. Conversamos brevemente sobre las hormonas, de que las hormonas bioidénticas son naturales y seguras y cómo el hecho de optimizar los niveles hormonales puede realmente contrarrestar muchos de los síntomas y enfermedades relacionados con la edad.

A las pocas semanas de haber comenzado con la terapia de reemplazo hormonal, ya sentía una notable mejoría. En su control de las seis semanas, estaba extática.

—Me siento increíble —exclamó—. De verdad. Mis niveles de energía aumentaron, me siento "encendida" todo el día, y toda confusión mental desapareció.

Sus valores hormonales realmente habían mejorado. Estaban apenas cruzando la mitad del camino y se dirigían rumbo a los límites superiores normales.

Tres meses después, sus valores se acercaban al límite máximo de la escala tanto en sus niveles de testosterona como tiroideos. La dosis era la correcta, y el plan estaba funcionando. Ya había perdido cinco libras (dos kilogramos y medio), dormía bien y su estado anímico era más alegre.

Posteriormente, su médico le pidió acordar una visita para conversar acerca del segundo medicamento que quería prescribirle. De inmediato, ella comenzó a contarle cuán bien se sentía, el tratamiento que estaba realizando y que probablemente ya no necesitaría del nuevo medicamento ni de los antidepresivos.

Luego el comentario que le hizo fue como si le echara un balde de agua fría. —¿Quieres enfermarte de cáncer? —le preguntó.

—Bueno, no —balbuceó.

—No llevaré adelante ninguna terapia hormonal. La misma causa cáncer de mama, coágulos e incrementa tu presión sanguínea. Todo esto ha sido bien documentado —manifestó.

Ella no sabía qué responder.

Una hora más tarde, llamó a mi consultorio para ver si podía concretar una cita rápida. Dio la casualidad de que justo tenía un espacio disponible para la mañana siguiente, y se presentó llorando.

—Me siento tan bien, no quiero detenerme —dijo entre sollozos—. Pero obviamente no quiero contraer cáncer. ¿Qué debo hacer?

¿Qué haría usted?

Afortunadamente, su historia termina bien. Le mostré los estudios médicos los cuales refutaban los temores más comunes de muchos doctores, y decidió continuar con el tratamiento hormonal. Hoy se encuentra muy bien, tiene un certificado de buena salud (extendido por su médico de cabecera) y continúa con la terapia de reemplazo hormonal.

He tenido otros pacientes quienes eligieron seguir las advertencias de sus médicos o endocrinólogos. A los pocos meses de abandonar la terapia de reemplazo hormonal, sus síntomas regresaron y comenzaron a sentirse mal otra vez. La única opción en ese punto era tomar la medicación que el médico recomendaba.

Usted es quien decide qué clase de salud desea tener.

En cuanto a las hormonas, existe realmente mucha confusión al respecto, aunque no debería ser así. Haré mi mejor esfuerzo para resaltar algunos de los puntos más comunes que pueden llevar a esta confusión. Después usted podrá decidir basándose en los hechos.

LAS OCHO CAUSAS DE CONFUSIÓN SOBRE LAS HORMONAS

Con todos los síntomas negativos, epidemias, dolencias y enfermedades que se pueden tratar de manera exitosa mediante la terapia hormonal, ¿por qué aún existe tanta confusión sobre este tema?

Quizás usted piense que deberíamos estar más allá de todo esto y abocarnos al uso extendido de la terapia hormonal para tratar a los pacientes, salvar vidas, prevenir enfermedades, reducir los costos sanitarios y mejorar la calidad de vida de manera universal y alrededor del mundo. Sucederá con el tiempo, pero por ahora debemos trabajar para despojar toda confusión.

1. "Es un tema de mujeres".

Por lo general, se han considerado las hormonas como una cuestión de la "mujer", pero ya no es así. La terapia de reemplazo hormonal es necesaria tanto para los hombres como para las mujeres. La única razón por la cual las mujeres podrían requerir más terapia de reemplazo hormonal que los hombres, se debe al hecho de que ellas tienen una hormona más para reemplazar (progesterona) y dicho reemplazo no es necesario en los hombres. Sin embargo, no me sorprendería si la demanda por la terapia de reemplazo hormonal para los hombres supera la de las mujeres en los próximos diez años.

Este es un golpe de realidad que infundirá un poco de miedo en muchos hombres: si no ejercita para mantenerse en forma y su barriga está engordando, especialmente si le están creciendo los "senos masculinos", ¡sus niveles de testosterona probablemente estén bajando, y sus niveles de estrógeno se encuentren demasiado altos! Debe de inmediato informarse al respecto.

Las hormonas no son un asunto de mujeres, sino de todos los humanos; y tanto los hombres como las mujeres deben prestar atención a sus valores hormonales.

2. "Todas las hormonas son iguales".

Independientemente de lo que las personas puedan decir o querer creer, no todas las hormonas fueron creadas iguales. Una hormona sintética no es lo mismo que una hormona bioidéntica. Una de ellas es una buena combinación y funciona bien con su cuerpo a nivel celular, no ocurre así con la otra.

Las hormonas sintéticas pueden aún unirse a los receptores hormonales, pero por lo general el mensaje no es exactamente igual a los mensajes que producen las hormonas del cuerpo. Esta estructura química diferente da lugar a un tratamiento de los síntomas menos efectivo. Sin embargo, las hormonas bioidénticas, poseen la misma composición química que las hormonas producidas por el organismo y, por lo tanto, pueden desarrollar todas las funciones que se requieren de las hormonas.

Una hormona sintética muy común es el Premarin, el cual está compuesto por una mezcla de estronas (el último tipo de estrógeno que una mujer puede desear en su cuerpo, ya que predomina en las mujeres posmenopáusicas) y estrógenos equinos derivados de la orina de yeguas gestantes. Aproximadamente, la mitad de los estrógenos en el Premarin proviene de los estrógenos equinos equilin y equilenin. Los resultados no son demasiado alentadores, y los efectos colaterales suelen ser peores.

HECHO COMPROBADO

La Levotiroxina o T4 sintética ha sido la droga más recetada en los Estados Unidos durante años, ¡con millones de
prescripciones escritas cada año![1]

Como si esto fuera poco, el Premarin se puede tomar en forma de píldoras, que es la peor manera de liberar estrógeno en el cuerpo, porque este pasa
por el intestino y luego por el hígado, lo cual suele producir otras reacciones
adversas en su organismo, tales como hipertensión, aumento de las enzimas
hepáticas, aumento de peso, aumento de los triglicéridos y un mayor riesgo
de cálculos biliares.

Las hormonas sintéticas se pueden patentar, y ello significa grandes ingresos para las compañías farmacéuticas, mientras que las hormonas naturales
bioidénticas no pueden patentarse. Si esto constituye una fuerza impulsora
detrás del número de prescripciones es un debate aparte. Como doctor me
preocupa cuán a menudo se recetan las hormonas sintéticas, junto con todos
sus efectos secundarios negativos, cuando las hormonas bioidénticas son de
fácil acceso y producen muchos menos efectos colaterales.

En pocas palabras, las hormonas distan mucho de ser iguales.

3. "La terapia hormonal produce cáncer de mama".

Además de supuestamente producir cáncer de mama, se afirma que la
terapia hormonal también provoca hipertensión, ataques cardíacos y coágulos sanguíneos. Por supuesto que nadie desea esto, pero ¿es verdad? No es el
caso de las hormonas bioidénticas, porque de hecho actúan como protección
contra las enfermedades cardíacas y no aumentan el riesgo de los coágulos
sanguíneos, el Alzheimer, el cáncer de mama y otras enfermedades crónicas.[2]

No puedo manifestar lo mismo en cuanto a las hormonas sintéticas. Más
de quince estudios diferentes hallaron que la progesterona o progestina
sintética aumenta de manera significativa el crecimiento de las células mamarias.[3] Recientemente, once estudios diferentes hallaron que la progesterona
bioidéntica no produce una proliferación de las células mamarias estimula-
das por el estrógeno, el cual forma parte del proceso del cáncer de mama.[4]
He visto los resultados de las hormonas sintéticas en mis pacientes. Los
mismos comprenden síntomas tales como el aumento de peso descontrolado,
depresión, aumento del riesgo de cáncer de mama, incremento del colesterol
malo (LDL) y descenso del colesterol bueno (HDL) y pérdida de memoria, sin mencionar el deseo sexual completamente destruido. Por lo tanto, la

pregunta correcta parecería ser si es cierto que las hormonas *sintéticas* causan enfermedades. Pues creo que sí.

Añadiré que con frecuencia me preguntan si las hormonas bioidénticas son seguras incluso si la persona ya tiene cáncer. Si alguien tiene o ha tenido cáncer de útero, de mama o de ovarios, dicha persona debería evitar el estrógeno bioidéntico. No recomiendo el estrógeno bioidéntico en pacientes con cáncer de mama, cáncer de útero o cáncer de ovarios. Asimismo, la persona que actualmente sufre de algún otro tipo de cáncer debe ser muy cuidadosa con la terapia de hormonas bioidénticas.

4. "Mi doctor dice que es algo más".

Cuando presentamos algún síntoma, vamos al doctor. Ante cualquier mal que nos aflija, desde el insomnio hasta las migrañas, lagunas mentales, sofocos, diabetes, disfunción eréctil o aumento de peso, los doctores hacen todo lo posible para tratarnos. Un diagnóstico erróneo claramente conducirá a un tratamiento equivocado. Con el tiempo, la cuestión de fondo, la cual nunca se la ha tratado, simplemente empeorará, y otros síntomas (por lo general relacionados con la medicación prescrita) aparecerán, los cuales van a necesitar de otros medicamentos para combatirlos.

HECHO COMPROBADO

¿Sufre usted de cansancio, depresión, ansiedad, molestias, dolores o insomnio? Normalmente, se le recetarán antidepresivos, píldoras para dormir y analgésicos…, pero es probable que sus hormonas estén por debajo del nivel óptimo, y los medicamentos podrían empeorar su condición.

Tome como ejemplo la depresión. Si los pacientes manifiestan que están cansados, estresados, deprimidos, ansiosos o algo por el estilo, de inmediato se les recetará algún antidepresivo. Por ese motivo los antidepresivos, incluso para los adolescentes y preadolescentes, figuran como una de las principales prescripciones médicas que se realizan en los Estados Unidos.[5] Dentro de los efectos colaterales que producen los antidepresivos se encuentran el insomnio, las náuseas, la ansiedad, la agitación, los mareos, la disminución del deseo sexual, la sudoración, el aumento de peso, la sequedad de boca, los temblores, el cansancio, diarrea, constipación y dolores de cabeza.[6] Esto crea un círculo vicioso, porque muchos de estos síntomas como el insomnio, la ansiedad o la disminución del deseo sexual por lo general requieren de la prescripción de otra medicación.

Trato a pacientes con depresión todo el tiempo —especialmente a mujeres— y más del noventa por ciento de las veces, cuando equilibramos y optimizamos sus hormonas, su depresión desaparece. No solo eso, sino que generalmente recuperan la energía, duermen bien, su estado anímico mejora y ya no experimentan esa larga lista de efectos colaterales desagradables. Si usted lucha contra la depresión, ¿le interesaría una manera efectiva de tratarla, sin los efectos colaterales adversos como los que se detallaron anteriormente? ¡A quién no!

También se recetan habitualmente las drogas para reducir el colesterol. ¿Sabía que dichas drogas también reducen su nivel de testosterona, y que la depresión, el aumento de peso, la disminución del deseo sexual, la falta de energía, las lagunas mentales, la pérdida de masa muscular, la caída de cabello y la falta de memoria se encuentran por lo general relacionados con los niveles de testosterona? ¡No, gracias!

En el momento de diagnosticar, cuando los doctores solo tienen de diez a quince minutos para conversar con usted, es entendible que se le prescriba una solución rápida. No obstante, esto no significa que usted tenga que aceptarla. Busque una segunda o una tercera opinión.

5. "El doctor dice que mis niveles hormonales son normales".

Un factor que todas las personas, tanto los doctores como los pacientes, tienen que observar son los valores asociados con sus niveles hormonales. Usted se realiza un análisis de sangre para controlar sus niveles hormonales; sin embargo, los diferentes laboratorios que llevan a cabo dicho análisis, tales como LabCorp o Quest Diagnostics, pueden tener diferentes rangos para los límites normales, y estos por lo general cambian y podrían reducirse cada par de años. Asimismo, los valores se miden de diferentes maneras: ng/dL (nanogramos por decilitro), pg/mL (picogramos por mililitro) y µIU/mL (microunidades internacionales por mililitro) por nombrar algunas. Solo esto puede prestar a confusión.

Pero sin lugar a dudas, la parte más difícil de entender es el increíblemente amplio rango para cada una de las hormonas. Tomemos como ejemplo la testosterona. He visto a muchos hombres (como a Bill en el primer capítulo) quienes presentaban niveles bajos de testosterona; sin embargo, cuando lo traté por primera vez, la escala era entre 348 y 1197 ng/dL.

El rango "normal" para la testosterona va en descenso en la medida en que la población engorda cada vez más. Hace apenas unos años los valores se encontraban entre 348 y 1197 ng/dL; actualmente, se han reducido a 264 y 916 ng/dL.

Es muy probable que un hombre con los niveles de testosterona alrededor de 300 ng/dL luche contra la obesidad, la disfunción eréctil, el letargo, la falta de masa muscular, el colesterol alto, placas en las arterias, lagunas mentales, diabetes tipo 2 o prediabetes y una serie de otros padecimientos. ¡Y sin embargo está dentro de los valores normales! ¿Cómo es posible que tanto este hombre como alguien que no padece ninguno de estos síntomas y tiene un nivel de testosterona alrededor de 900 ng/dL se consideren dentro de la escala normal? No tiene sentido.

La misma cuestión afecta tanto a hombres como a mujeres con la hormona tiroidea T3. El rango sugerido es entre 2.0 y 4.4 pg/mL; sin embargo, es muy probable que alguien cuyos valores de T3 estén alrededor de 2.0 se sienta fatal, tenga dificultades para bajar de peso, experimente cansancio, tenga las manos y pies fríos, luche contra la depresión y la irritabilidad, sufra de pérdida de cabello e, incluso, pierda el vello de las cejas. ¿Cómo puede ser esto normal?

A fin de cuentas, independientemente de los valores que sean, son *sus* valores. Si presenta síntomas porque sus valores son bajos, puede que necesite de la terapia de reemplazo hormonal bioidénticas para incrementar los mismos. Y si desea optimizar sus valores, y a su vez obtener todos los beneficios que vienen con ella, entonces la terapia es sin duda necesaria.

¿Se encuentra inseguro sobre qué hacer? Confíe en su cuerpo y en sus síntomas más de lo que confía en sus valores hormonales, y luego actúe.

6. "Mi doctor no realiza esos análisis".

Parecería bastante sencillo. Usted va al doctor, le describe sus síntomas, se realiza un análisis de sangre para comprobar si estaba o no en lo correcto y actúa en consecuencia. En verdad parecería un procedimiento sencillo.

Pero por lo general, los doctores no tienen tiempo para profundizar lo suficiente a fin de hallar la raíz del problema que lo aflige. Revisa su hemograma completo (CBC, por sus siglas en inglés) para ver si se encuentra anémico, el panel químico para verificar si sus electrolitos son normales y si el hígado y los riñones funcionan correctamente, y el panel de lípidos para medir el colesterol. (Alrededor de un tercio de estadounidenses sufren de colesterol alto).[7] Quizás, si usted llegara a mencionar las hormonas, recomienden un examen de la hormona estimulante de la tiroides (TSH, por sus siglas en inglés). Casi siempre los valores están dentro de su rango normal, por lo cual no se requiere tomar ninguna medida.

La mayoría de las personas, incluso los mismos médicos, desconocen que el examen TSH es más preciso para determinar si el cerebro y la glándula pituitaria tienen los niveles suficientes de hormona tiroidea. Pero no es exacto para ver los niveles de tiroides para el resto del cuerpo.[8] Por lo tanto, si llegara a solicitar un examen de sus hormonas, la TSH o incluso el análisis de T4 van a revelarme muy poco. Y debido a que es muy probable que se encuentre "dentro del rango", el doctor suele hacer todo lo posible para aliviar sus síntomas con algún medicamento recetado para el tratamiento de los mismos, pero no aborda la raíz del problema.

Existen numerosos análisis en materia hormonal que puede realizarse, como el examen que mide la cantidad total de testosterona, el examen de testosterona libre, la globulina fijadora de hormonas sexuales (SHBG, por sus siglas en inglés), la TSH, el análisis de los anticuerpos contra la peroxidasa tiroidea (TPO, por sus siglas en inglés), T3 libre, T3 reversa, T4 libre, los niveles de progesterona y los niveles de estradiol. Cada uno de estos le revelará un poco más acerca de sus niveles hormonales, y dichos valores resultan vitales para entender y tratar sus síntomas.

No obstante, un único examen, especialmente el tan solicitado TSH, no le mostrará todo lo que necesita saber acerca de su tiroides. Puede que necesite una serie completa de exámenes para hallar la causa real de sus síntomas. La buena noticia es que estos exámenes existen. La mala noticia es que puede que le cueste convencer a su doctor para que le indique realizarse estos análisis.

7. "Un estudio importante demostró que el tratamiento hormonal, especialmente con estrógeno, es perjudicial para las mujeres y provoca cáncer y enfermedades cardíacas".

Es aquí, en particular para las mujeres, cuando los avances de la terapia de reemplazo hormonal llegaron a un punto muerto. Las repercusiones fueron universales y letales. El reconocido estudio US Women's Health Initiative [Iniciativa para la Salud de la Mujer] fue un estudio patrocinado por los National Institutes of Health (NIH) [Institutos Nacionales de la Salud] del cual participaron aproximadamente 160 000 mujeres. En parte querían conocer si el tratamiento hormonal de estrógeno disminuía o incrementaba el riesgo de las enfermedades cardíacas, el cáncer y la osteoporosis. Dicho estudio se inició en 1991 y se llevó a cabo durante quince años; sin embargo, los componentes de la terapia hormonal, que comenzaron en 1993, se detuvieron antes debido al impacto negativo sobre quienes participaban. De hecho, sí se comprobó un aumento en el riesgo de ataques cardíacos, accidentes cerebrovasculares, cáncer de mama, coágulos sanguíneos, etc.

EL ESTUDIO NIH Y LA HISTERIA MASIVA

Los National Institutes of Health (NIH) [Institutos Nacionales de la Salud] comenzaron en 1993 un estudio de doble ciego controlado por placebo con una proyección a diez años, el cual se denominó Women's Health Initiative (WHI) [Iniciativa para la Salud de la Mujer]; y cuyo propósito era comparar los efectos de la terapia de reemplazo con hormonas sintéticas utilizando Premarin (estrógeno) y Prempro (estrógeno más progestina) al emplear modificaciones en cuanto a la alimentación y suplementos con calcio sobre el cáncer, las enfermedades cardíacas y la osteoporosis. El 9 de julio de 2002, el estudio de estrógeno más progestina concluyó de manera anticipada ya que los resultados revelaban un aumento del riesgo de ataques cardíacos, cáncer, accidentes cerebrovasculares y coágulos sanguíneos en las mujeres que participaban del reemplazo hormonal sintético. Aproximadamente 160 000 mujeres formaron parte del estudio WHI y 16 000 participaban del estudio con estrógeno más progestina. La edad promedio de dichas mujeres era sesenta y tres o cerca de diez años después de la menopausia, por lo que tenían una edad mucho más avanzada que la mujer promedio que comienza con el reemplazo hormonal. Muchas de las mujeres también tenían enfermedades preexistentes, como diabetes, osteoporosis y enfermedades cardíacas, y muchas eran fumadoras y no seguían una dieta saludable ni realizaban ejercicios.

La primera parte del estudio WHI trató a las mujeres con Prempro (una combinación de Premarin y Provera). Los resultados revelaron un aumento significativo en cáncer de mama, complicaciones cardiovasculares y accidentes cerebrovasculares. La segunda parte del estudio WHI trató a las mujeres quienes habían tenido histerectomías solo con Premarin. Esta etapa también concluyó de forma anticipada cuando hubo mujeres que experimentaron un mayor riesgo de accidentes cerebrovasculares y no mostró ningún beneficio cardiovascular. Sin embargo, el estudio con estrógeno solo (Premarin) mostró una disminución del veintitrés al treintaitrés por ciento en cáncer de mama en comparación con los controles.[9]

En el 2002, como resultado directo del estudio, se concluyó lo siguiente: (1) Premarin y Provera aumentaron el riesgo de enfermedades cardíacas, accidentes cerebrovasculares, coágulos sanguíneos, cáncer de mama y fallecimiento cuando se toman juntos; (2) Premarin aumentó el riesgo de enfermedades cardíacas, accidentes cerebrovasculares y coágulos sanguíneos, pero no de cáncer de mama; y (3) no hubo diferencias en el riesgo de las enfermedades cardíacas. Sin embargo, los doctores utilizaron este estudio para ahuyentar a los pacientes de la terapia de reemplazo hormonal. Después de todo, ¿por qué discutir con los hechos?

LA HISTERIA MASIVA CONTINÚA

Resulta interesante notar que si el estrógeno o el estrógeno sintético causó cáncer de mama, entonces ¿por qué el grupo que participaba de la terapia únicamente con estrógeno en el estudio WHI de los National Institutes of Health (NIH) [Institutos Nacionales de la Salud] mostró un descenso de veintitrés a treinta y tres por ciento en el cáncer de mama?

Los medios de comunicación fomentaron una histeria semejante en toda la nación al inculcar un temor infundado acerca de que todas las hormonas causan cáncer de mama, ataques cardíacos, accidentes cerebrovasculares y coágulos sanguíneos, cuando en realidad la Provera o la progesterona sintética fue la verdadera culpable. Los doctores y las sociedades médicas generaron aún más pánico al temer que se los podría demandar por prescribir los medicamentos. Como resultado de este temor en materia hormonal, miles de doctores dejaron de prescribir el tratamiento de reemplazo hormonal y millones de mujeres cayeron en el limbo hormonal y sufrieron de una deficiencia hormonal. Lo que realmente necesitaban era un reemplazo hormonal bioidéntico que pudiera aplicarse en forma de crema transdérmica, un parche o cápsula en lugar de vía oral.

¡De hecho, investigaciones posteriores han descubierto que 91 600 mujeres murieron entre el 2002 y el 2011 como consecuencia de evitar la terapia con estrógeno![10]

Otro estudio, el cual salió a la luz en el año 2013, estima que entre 18 000 y 91 000 mujeres murieron en los diez años siguientes a la precipitada y casi total cancelación de la terapia de reemplazo con estrógeno, y cuyas enfermedades podrían haberse prevenido con el tratamiento de reemplazo hormonal.[11]

Cuando los doctores dejaron de prescribir estrógeno, y las mujeres postmenopáusicas abandonaron el estrógeno para combatir sus síntomas menopáusicos (depresión, aumento de peso, insomnio, irritabilidad, etc.) ¿adivine qué sucedió? ¡Esos mismos síntomas regresaron para vengarse!

Llevó otros diez años antes de que los doctores, especialistas, investigadores y pacientes comenzaran a cuestionar dichos hallazgos. No todo estaba dicho. Parecía que otros hechos y verdades innegables apuntaban en contra de los descubrimientos del estudio mencionado.

Se iniciaron numerosos estudios nuevos, y se reexaminó la investigación inicial. Aquello que descubrieron no resultó ser lo que la industria médica esperaba.

1.er Hecho desafortunado: El estrógeno utilizado en el estudio era Premarin.

Como ya hemos visto, Premarin es un estrógeno equino y uno de los peores tipos de hormonas sintéticas disponibles. Es una combinación de estrona y orina de yegua gestante, la cual causa efectos colaterales como los ataques cardíacos, los coágulos sanguíneos, los accidentes cerebrovasculares, el cáncer de mama, etc.

¿Por qué los que condujeron dicha investigación no utilizaron las hormonas bioidénticas en el estudio, tales como el estrógeno bioidéntico y la progesterona bioidéntica en lugar de la progesterona sintética? Decir que todas las terapias hormonales provocan cáncer porque emplearon solo un tipo de estrógeno sintético no puede considerarse una conclusión lógica. Peor aún, se considera "científicamente incorrecto y deshonesto".[12] Desde luego, no todas las drogas hormonales se crean por igual, por lo que es absurdo manifestar que todas las hormonas son perjudiciales cuando se utilizó en un estudio solo una hormona sintética.

2.do hecho desafortunado: Las mujeres en el estudio tenían entre diez y veinte años en su etapa menopáusica. (La edad promedio era de sesenta y tres).

A fin de obtener resultados óptimos, la terapia hormonal debería comenzar poco tiempo después de la menopausia; sin embargo, las edades de las mujeres que participaron en el estudio sobrepasaban significativamente esa etapa. Muchas de estas mujeres ya habían sufrido de enfermedades cardíacas, coágulos sanguíneos, diabetes, osteoporosis y otras enfermedades; sin mencionar que muchas de ellas estaban excedidas de peso y eran fumadoras. Si se le suministra la hormona incorrecta a alguien que ya porta una enfermedad, desde luego conducirá a resultados negativos, ¿no lo cree? Cancelaron el estudio de estrógeno más progestina en el 2002 y en el 2004 por la misma razón finalizaron el estudio en donde se utilizó únicamente el estrógeno.

3.er HECHO DESAFORTUNADO: El estrógeno (Premarin) era suministrado por vía oral, el cual se considera la manera menos efectiva de librar estrógeno en el organismo.

¿Por qué quienes llevaban a cabo el estudio no trataron de emplear otro método de administración en lugar de las píldoras, como por ejemplo inyecciones, cremas, cápsulas (pellets) o parches? Cualquier clase de estrógeno suministrado por vía oral puede aumentar la presión sanguínea, causar aumento de peso y elevar los triglicéridos, los cuales pueden contribuir a incrementar el riesgo de enfermedades cardíacas.

Si combina estos tres aspectos —(1) un hormona sintética en lugar de una hormona bioidéntica, (2) mujeres de edad muy avanzada en lugar del rango normal de mujeres en sus cincuenta y (3) un método oral en lugar de una cápsula o un método transdérmico— un resultado negativo es el único resultado posible que puede esperarse.

Sorpresa, sorpresa, los resultados fueron horrorosos. Sin embargo, a causa de este estudio deficiente y su posterior lógica errónea, se concluyó de manera apresurada que "el estrógeno causa cáncer de mama" y una serie de otras patologías terribles.

La histeria masiva que tuvo lugar tras los descubrimientos de la investigación no tiene retroceso, pero tengo la esperanza —al igual que muchos doctores, investigadores, expertos en rejuvenecimiento y pacientes— de que nos aferraremos a los hechos y desestimaremos las opiniones erróneas, en nuestro afán por procurar la salud y el bienestar de todos.

8. "Un estudio importante demostró que el tratamiento hormonal también es perjudicial para los hombres".

Desde luego, no se puede excluir a los hombres de la confusión que existe en materia hormonal. En el 2010, se llevó a cabo un estudio denominado TOM, por sus siglas en inglés, (Testosterona para hombres mayores con movilidad limitada), en el cual se les indicaba a los hombres con niveles de testosterona bajos (por debajo de los 350 ng/dL) el tratamiento con testosterona. ¿Podría aumentar la terapia con testosterona el riesgo de sufrir accidentes cerebrovasculares, ataques cardíacos, coágulos sanguíneos, cáncer testicular y la muerte? Sin duda es una pregunta válida.

El ensayo TOM se llevó a cabo en hombres mayores con salud delicada, quienes presentaban una alta incidencia de enfermedades cardiovasculares y otras enfermedades crónicas. El mismo finalizó en una etapa temprana debido al aumento de eventos cardiovasculares en el grupo sometido al tratamiento con testosterona.

Posteriormente, en el 2013 se publicó en el *Journal of the American Medical Association (JAMA)* (Revista de la Asociación Médica Estadounidense) un estudio de cohorte retrospectivo de alrededor de ocho mil veteranos cuyos niveles de testosterona se encontraban por debajo de los 300 ng/dL. Dicho estudio indicó que la terapia con testosterona se asociaba con un aumento del riesgo de eventos cardiovasculares adversos.

HECHO COMPROBADO

La masa muscular constituye el principal elemento disuasivo del envejecimiento, y se requiere de testosterona para obtener masa muscular.[13]

A raíz de las repercusiones del estudio de las mujeres, los doctores ya se encontraban asustados. Para empeorar las cosas, los abogados se subieron al carro y pusieron anuncios por todas partes alentando a que los hombres inicien acciones legales si sus doctores les administraron el tratamiento con testosterona. Naturalmente, la terapia hormonal para los hombres no prosperó.

No obstante, no pasó mucho tiempo hasta que tanto el estudio TOM como la revista *JAMA* fueron objetos de críticas. El estudio TOM fue un ensayo aleatorio de doble ciego controlado por placebo, pero solo participaron 209 hombres, y muchos de estos ya eran pacientes de alto riesgo en lo que respecta a los eventos cardiovasculares. Entre los participantes que utilizaron la testosterona en gel, el ochenta y cinco por ciento sufría de hipertensión, el cincuenta y tres por ciento padecía de enfermedades cardiovasculares preexistentes, el cuarenta y cinco por ciento era obeso, el veinticuatro por ciento tenía diabetes y el setenta y cuatro por ciento era fumador o lo fue en el pasado. Además, no se monitoreaban los niveles de estradiol y el exceso de estrógeno aumenta el riesgo de sufrir coágulos sanguíneos.[14] Asimismo, en el estudio se administraba solamente un gel de testosterona. No obstante, el factor más significativo era que todos los participantes superaban los sesenta y cinco años de edad.

Cuando los hombres tienen más de sesenta y cinco años, cuyos niveles de testosterona se ubican por debajo de los 350 ng/dL, se habla de un grupo de hombres que ya sufrieron o son propensos a sufrir un ataque cardíaco, diabetes, prediabetes, osteoporosis, sarcopenia, obesidad, enfermedades autoinmunes, coágulos sanguíneos, accidentes cerebrovasculares, cáncer de próstata, demencia, Alzheimer, la enfermedad de Parkinson, entre otras.

Posteriormente, se llevó a cabo el estudio *JAMA*, el cual fue un estudio de cohorte y no un ensayo aleatorio de doble ciego controlado por placebo. De los 8709 veteranos que participaron en el estudio, aproximadamente el veinte por ciento ya había sufrido un ataque cardíaco, el cincuenta por ciento tenía diabetes y más del ochenta por ciento ya había sufrido de enfermedades coronarias. Además, los niveles de estradiol no fueron reportados. Sin embargo, el factor más significativo que pone en tela de juicio los resultados del estudio es que el nivel de testosterona de los pacientes que recibieron el tratamiento alcanzaba un promedio de 332 ng/dL.[15]

El rango óptimo de testosterona, a fin de garantizar una protección contra las enfermedades coronarias o contra un ataque cardíaco, debe encontrarse entre los 500 y 900 ng/dL. En el estudio *JAMA*, el nivel de testosterona de los pacientes se ubicaba muy por debajo de este rango.

Tanto el estudio TOM como el *JAMA* desacreditaron la testosterona y erróneamente argumentaron que incrementa el riesgo de ataques cardíacos en los hombres. Dichos estudios han provocado confusión y temor, al igual que el Women's Health Initiative [Iniciativa para la Salud de la Mujer] en el año 2002. Sin embargo, los expertos descubrieron que ambos estudios poseen grandes defectos y limitaciones.[16] La testosterona protege el corazón y una ingente cantidad de información y estudios revelan que no aumenta el riesgo de sufrir un ataque cardíaco o un accidente cerebrovascular. En realidad, es el bajo o subóptimo nivel de testosterona aquel que se ha asociado con una mayor incidencia de las enfermedades coronarias y la muerte.[17] Y es interesante notar que un estudio de cohorte retrospectivo en el año 2015, esta vez con más de ochenta y tres mil veteranos con bajos niveles de testosterona, reveló que la normalización de los niveles de testosterona se asocia con una reducción en los ataques cardíacos u otros eventos cardiovasculares.[18]

¡Ofrecerle un vaso de agua a un hombre moribundo no demuestra que el agua sea mala! De igual modo, administrarle a un hombre enfermo el tratamiento con testosterona no prueba que la testosterona sea la causa de sus enfermedades o incluso su muerte. Se ha demostrado una y otra vez que la testosterona es útil y necesaria tanto para los hombres como para las mujeres.

Uno de los principales urólogos del mundo, Abraham Morgentaler, fue uno de los muchos que cuestionaron el estudio, por lo cual decidió comenzar su propia investigación. Como resultado, descubrió que los hombres con bajos niveles de testosterona suelen padecer cáncer de próstata sin diagnosticar. La tasa de incidencia de cáncer es igual entre aquellos que tienen los valores de testosterona tanto bajos como normales, pero los síntomas de testosterona baja parecerían enmascarar el cáncer. Entonces, cuando se realizan un control, el cáncer de próstata está por lo general más avanzado. La culpable aquí es la testosterona baja y no los niveles normales u óptimos de testosterona.[19] El cáncer de próstata ocurre más comúnmente cuando los niveles de testosterona se encuentran bajos.

LAS CONTROVERSIAS QUE SALEN A LA LUZ

Han existido controversias sobre todas las hormonas, en particular el estrógeno, la progesterona y la testosterona. ¿Puede afirmarse que estas causan el cáncer, los ataques cardíacos, los coágulos sanguíneos y una serie de otras patologías?

No, no es el caso de las hormonas bioidénticas.[20] Pero a fin de aportar algunas precisiones sobre esta declaración, le digo a mis pacientes que la terapia de reemplazo hormonal no provoca el cáncer, tampoco enfermedades o dolencias, ni aumenta sus riesgos, siempre y cuando se optimicen sus hormonas utilizando las hormonas bioidénticas con el sistema adecuado de administración. La realidad es que se ha demostrado repetidas veces que estas mismas hormonas bioidénticas, específicamente el estrógeno, la progesterona y la testosterona, de hecho, previenen el cáncer, las enfermedades coronarias, los ataque cardíacos y muchas otras. Y cuando sus niveles hormonales son óptimos, su cuerpo responde de la manera más saludable posible. Un nivel bajo de testosterona, incluso si se encuentra en el rango bajo normal, todavía puede aumentar el riesgo de enfermedades coronarias.[21]

No me sorprendería que la testosterona fuera parte de la respuesta para el Alzheimer. ¿Por qué? ¡Ya se ha descubierto que el uso de testosterona en los hombres de edad avanzada puede desacelerar y a veces detener el progreso del Alzheimer![22] De hecho, mantener saludables los niveles de testosterona puede incluso llegar a prevenir la enfermedad de Alzheimer.[23] De manera similar, se ha demostrado que los estrógenos ayudan a prevenir las enfermedades coronarias, la osteoporosis, los accidentes cerebrovasculares y las enfermedades relacionadas con la memoria, como la demencia y el Alzheimer.

Aplaque sus miedos. Cierre la puerta a la confusión. Las hormonas bioidénticas no van a acortar sus días. En todo caso, lo ayudarán a tener una larga vida, a disfrutar de la vida como siempre lo ha imaginado y a resistir las enfermedades.

CAPÍTULO 3

LOS SÍNTOMAS DE UN DESEQUILIBRIO HORMONAL

P ARA MI ESPOSA, Mary, la dieta keto (como se describe en mi libro anterior, *Dr. Colbert's Keto Zone Diet*) funcionó de maravilla. Esta dieta baja en carbohidratos, alta en grasas saludables y moderada en proteínas la ayudó a quemar el exceso de grasas, disminuyó sus malestares y dolores y aumentó sus niveles de energía. Al agregar una rutina simple de ejercicios, perdió entre diez a quince libras (cuatro kilogramos y medio a siete kilogramos) en unos pocos meses y logró mantener su figura.

Sin embargo, el mayor impulso para ella fue la terapia de reemplazo hormonal. Cuando optimizamos sus niveles hormonales (en particular su testosterona y tiroides), desaparecieron las manos y los pies fríos, la confusión ocasional y el cansancio vespertino. Por otra parte, su metabolismo se aceleró, el cansancio desapareció y otras diez libras (cuatro kilogramos y medio) se esfumaron enseguida.

Ella no podía creerlo, pero cuando elevamos sus niveles hormonales a los valores de una joven de veinte años, la transformación fue casi inmediata.

—No me he sentido tan bien ni con tanta energía en años —me dijo.

He hecho lo mismo conmigo. Optimicé mis niveles hormonales a lo que eran cuando tenía alrededor de veinte años. Siempre trato de cuidar mi cuerpo, alimentarme de acuerdo con la dieta keto, ir con frecuencia al gimnasio y tener un estilo de vida saludable; sin embargo, optimizar mis hormonas fue un cambio radical. Uno podría decir, hablando metafóricamente, que fue como si alguien hubiese encendido las luces. Antes podía ver, pero no sabía cuán oscuro estaba el cuarto hasta que las luces se encendieron.

En mi caso, se trató de la tiroides. Sus niveles no eran bajos, pero definitivamente no eran óptimos. Por lo general, se la describe como una tiroides "perezosa". Aún funciona, pero se presentan síntomas que no desaparecerán por sí solos. Las manos y los pies fríos eran un indicador, junto con el cansancio vespertino. Cuando optimicé mi tiroides con las hormonas tiroideas naturales, los síntomas molestos desaparecieron por completo.

En cuanto a mí, había algo más. Mi padre falleció de la enfermedad de Alzheimer, y el hecho de que la terapia de reemplazo con testosterona ayude a prevenir, detener y retrasar el Alzheimer constituye una razón lo suficientemente digna para mantener mis niveles hormonales optimizados por el resto de mi vida.

Hoy en día, Mary y yo tenemos tanta energía que no sabemos qué hacer con ella. No hay lugar para la depresión o el letargo cuando uno vive la vida en su plenitud, y nos agrada que así sea. ¡Solo que desearíamos haber comenzado antes!

Llevaría mucho tiempo enumerar todos los beneficios que tiene la terapia de reemplazo hormonal y el optimizar los niveles hormonales de las personas. Sé cuánto me ha beneficiado a mí, a Mary, a mi hermano, a mi madre y a tantos pacientes a lo largo de los años.

Cómo lo beneficiará a usted dependerá de su organismo y sus necesidades, pero puedo prometerle que cuando encienda el interruptor de la luz, ¡no volverá a ser el mismo! Siéntase libre de escribirme y contarme su experiencia. (Quizás hasta pueda compartir su testimonio en otros libros o publicaciones del blog). Lo maravilloso será que podrá de hecho disfrutar de estos síntomas. Cuando los síntomas negativos causados por los niveles hormonales bajos sean remplazados por síntomas positivos, ¡será un día para celebrar!

¿Cuáles son sus síntomas?

Los síntomas, ya sean positivos o negativos, son un reflejo o un eco de aquello que ya está sucediendo dentro de nuestro organismo. Todo lo que comamos, bebamos, respiremos, toquemos, experimentemos, creamos y elijamos hacer *hoy* se verá reflejado en nuestros cuerpos *mañana* y en los días venideros. Esto significa que los síntomas que presenta hoy son consecuencia del ayer, el cual lo condujo hasta este punto. ¡Asimismo, significa que empezar a hacer algo nuevo hoy marcará una diferencia también en su futuro!

¿Acaso no es exactamente el principio de la Escritura cuando nos habla de sembrar y cosechar?

... pues todo lo que el hombre sembrare, eso también segará.

—Gálatas 6:7

Esto siempre es cierto. Es un hecho innegable. Gracias a Dios, cuando sembramos buenas semillas, también obtendremos a cambio una recompensa.

HECHO COMPROBADO

Una tiroides que se encuentra por debajo del nivel óptimo, que se vuelve perezosa, pero aun así se encuentra "dentro del rango" por lo general produce estreñimiento, obesidad, fatiga, manos frías, pies fríos, metabolismo lento, pérdida de cabello, etc. y muchos doctores la diagnostican errónea-mente.

Bien, ¿cuáles son sus síntomas? Así comienza toda visita al doctor. Pero ¿qué significan los síntomas? Y ¿existe algo que realmente pueda hacer acerca de sus síntomas persistentes? Si ha sufrido de síntomas recurrentes, estará desesperado por obtener respuestas. He conocido a personas quienes han puesto buena cara y aguantado por diez, veinte, treinta e, incluso, cuarenta años de padecer algunos síntomas bastante desalentadores. ¡Años! Sin respuestas reales, los síntomas persistirán. Pero ¿realmente desea esperar tanto tiempo antes de buscar ayuda?

Debajo podrá encontrar una lista por orden alfabético de los síntomas y las enfermedades relacionados con las hormonas, los cuales veo a diario, al igual que todos los médicos. Estos también podrían ser los mismos con los que está lidiando ahora mismo.

Quizás esté buscando ayuda, tratando de encontrar respuestas y sintién-dose cada vez más frustrado por no lograr librarse de los mismos.

Tómese algunos minutos para examinar la siguiente lista. Al hacerlo, determine el grado en que los síntomas lo afectan. Dicha lista junto con el sistema de calificación lo ayudará a aportar claridad a su situación personal. Más adelante en el libro analizaremos estas cuestiones hormonales, a fin de conocer cómo proceder al respecto.

LOS SÍNTOMAS Y ENFERMEDADES QUE COMÚNMENTE SE ASOCIAN CON LOS TRASTORNOS HORMONALES.

SÍNTOMAS	EVALUACIÓN			
	0 (NUNCA)	1 (A VECES)	2 (FRECUENTEMENTE)	3 (SIEMPRE)
Abortos espontáneos	0	1	2	3
Accidentes cerebrovasculares	0	1	2	3
Acné adulto	0	1	2	3

SÍNTOMAS	EVALUACIÓN			
	0 (NUNCA)	1 (A VECES)	2 (FRECUENTEMENTE)	3 (SIEMPRE)
Acumulación de grasa en zona de clavículas	0	1	2	3
Adelgazamiento de la piel	0	1	2	3
Adelgazamiento de las cejas	0	1	2	3
Agotamiento	0	1	2	3
Agrandamiento de próstata	0	1	2	3
Alzheimer	0	1	2	3
Ansiedad por comer	0	1	2	3
Ansiedad por lo dulce	0	1	2	3
Ansiedad por lo salado	0	1	2	3
Arrugas en la piel	0	1	2	3
Artritis	0	1	2	3
Ataques de pánico	0	1	2	3
Aturdimiento	0	1	2	3
Aumento de peso	0	1	2	3
Aumento del vello facial	0	1	2	3
Ausencia de entusiasmo por la vida	0	1	2	3
Ausencia de erección matutina	0	1	2	3
Bocio	0	1	2	3
Bolsas debajo de los ojos	0	1	2	3
Cabello quebradizo	0	1	2	3
Celulitis	0	1	2	3
Clímax sexual poco frecuente	0	1	2	3
Colesterol alto	0	1	2	3
Debilidad	0	1	2	3
Debilidad muscular	0	1	2	3
Demencia	0	1	2	3
Depresión	0	1	2	3
Diabetes (tipo 2)	0	1	2	3
Dificultad para concentrarse	0	1	2	3
Disfunción eréctil	0	1	2	3
Dolor articular	0	1	2	3
Dolor muscular	0	1	2	3

SÍNTOMAS	EVALUACIÓN			
	0 (NUNCA)	1 (A VECES)	2 (FRECUENTEMENTE)	3 (SIEMPRE)
Empeoramiento de alergias	0	1	2	3
Enfermedad de Parkinson	0	1	2	3
Enfermedades coronarias	0	1	2	3
Enfermedades frecuentes	0	1	2	3
Esclerodermia	0	1	2	3
Espalda fría	0	1	2	3
Estreñimiento	0	1	2	3
Falta de deseo sexual	0	1	2	3
Falta de energía	0	1	2	3
Falta de entusiasmo por la vida	0	1	2	3
Falta de memoria	0	1	2	3
Fatiga	0	1	2	3
Fibromialgia	0	1	2	3
Fluctuaciones del humor	0	1	2	3
Grasa abdominal	0	1	2	3
Heces duras y redondas	0	1	2	3
Hipertensión	0	1	2	3
Hipoglucemia	0	1	2	3
Infección en la vejiga/ incontinencia	0	1	2	3
Infecciones crónicas	0	1	2	3
Infecciones recurrentes del tracto urinario	0	1	2	3
Infertilidad	0	1	2	3
Insomnio	0	1	2	3
Intolerancia al frío	0	1	2	3
Irritabilidad	0	1	2	3
Labios con comisuras caídas	0	1	2	3
Laguna mental	0	1	2	3
Lupus	0	1	2	3
Mala memoria	0	1	2	3
Malhumor	0	1	2	3
Mandíbula hinchada	0	1	2	3
Manos y pies fríos	0	1	2	3
Mareos	0	1	2	3

SÍNTOMAS	EVALUACIÓN			
	0 (NUNCA)	1 (A VECES)	2 (FRECUENTEMENTE)	3 (SIEMPRE)
Metabolismo lento	0	1	2	3
Migrañas	0	1	2	3
Náuseas	0	1	2	3
Nerviosismo	0	1	2	3
Niveles altos de cortisol	0	1	2	3
Niveles altos de insulina	0	1	2	3
Obesidad	0	1	2	3
Osteoporosis	0	1	2	3
Pérdida de cabello	0	1	2	3
Pérdida de la resistencia	0	1	2	3
Pérdida de las curvas	0	1	2	3
Pérdida de masa muscular	0	1	2	3
Pérdida ósea	0	1	2	3
Períodos menstruales abundantes	0	1	2	3
Prediabetes	0	1	2	3
Retención de líquidos	0	1	2	3
Sarcopenia	0	1	2	3
Secreción excesiva de cerumen	0	1	2	3
Senos caídos	0	1	2	3
Senos masculinos	0	1	2	3
Sequedad de ojos	0	1	2	3
Sequedad de piel	0	1	2	3
Sequedad vaginal	0	1	2	3
Siestas frecuentes	0	1	2	3
Síndrome del intestino irritable	0	1	2	3
Síndrome del túnel carpiano	0	1	2	3
Sudoración	0	1	2	3
Taquicardia	0	1	2	3
Temblores	0	1	2	3
Temperatura corporal baja	0	1	2	3
Trastorno autoinmune	0	1	2	3
Uñas quebradizas	0	1	2	3
Uñas rugosas	0	1	2	3
Voz ronca	0	1	2	3

SÍNTOMAS	EVALUACIÓN			
	0 (NUNCA)	1 (A VECES)	2 (FRECUENTEMENTE)	3 (SIEMPRE)
Zumbidos en los oídos	0	1	2	3

Muchos de estos síntomas o enfermedades son progresivos, en el sentido en que si no se los trata correctamente, van a continuar empeorando con el transcurso del tiempo. Lamentablemente, esto tiene sentido. Y para colmo, dichos síntomas y enfermedades suelen estar interconectados, lo cual significa que una cosa lleva a la otra y a la otra y así sucesivamente. Esto por lo general empeora con la edad.

Tome como ejemplo la obesidad. Las estadísticas revelan que casi el cuarenta por ciento de la población estadounidense es obesa.[1] He estado observando esta tendencia durante décadas, y el porcentaje no deja de incrementarse.

Por supuesto, la obesidad no siempre está relacionada con un trastorno hormonal, pero un bajo nivel de testosterona ciertamente puede acelerar el proceso. Sin embargo, esto no es todo. Los niveles de testosterona bajos también son causa de depresión, colesterol alto, enfermedades coronarias, falta de deseo sexual, pérdida de masa muscular, pérdida ósea, diabetes, etc., tanto en hombres como en mujeres. Y esto puede seguir agravándose, ya que la obesidad produce que los niveles de testosterona bajen, lo cual solo añade más peso y hace que dichos niveles disminuyan cada vez más.

¿Quisiera saber cuántas enfermedades graves causa la obesidad? ¡Treinta y cinco y contando! Sí, leyó correctamente. La tasa de obesidad en constante aumento provoca una avalancha de otras treinta y cinco epidemias.

Deténgase por un momento y considere el costo que todo esto produce. Hace algunos años se estimaba que para el 2030 ¡el costo de estas enfermedades prevenibles se acercaría a los cincuenta billones de dólares![2] Por desgracia, ha leído bien, ¡pero todas esas patologías podrían prevenirse!

LAS SOLUCIONES PARA SUS SÍNTOMAS

La mayoría de los médicos realizarán una evaluación de sus síntomas y, en función de lo que les enseñaron en la facultad de medicina y los representantes farmacéuticos, le proporcionarán una prescripción para controlar los mismos. Rara vez se aborda la causa principal y esto se verá reflejado en su cuerpo: ¿Desaparecieron los síntomas o los mismos persisten? Es un hecho bastante sencillo de evaluar.

En la medida en que los síntomas persistan, los pacientes regresarán al doctor por ayuda una y otra vez, pero si la situación no cambia, se sentirán cada vez más frustrados. Los pacientes anhelan con desesperación que alguien halle una respuesta ¡antes de que sus síntomas los enloquezcan! Entiendo la frustración que se siente cuando uno presenta síntomas y no encuentra la cura. Me llevó muchos años descubrir cuál era la causa principal de mi psoriasis. Mientras tanto, era una persona con comezón y adolorida.

HECHO COMPROBADO

La proporción entre mujeres y hombres en todos los casos de enfermedades tiroideas es de tres a uno.[3]

Si revisa la extensa lista de síntomas, ¿cuántos de estos describen cómo se siente o coinciden con sus inquietudes? Es cierto, la lista se extiende desde la A hasta la Z e incluye algunas enfermedades que pueden provocar temor, pero déjeme decirle algo más: cada síntoma de esta lista tiene una relación directa con los niveles hormonales de su organismo. En la mayoría de los casos, la terapia de reemplazo con hormonas bioidénticas puede llegar a la raíz de los síntomas.

¡Esta es una noticia increíble! Lo veo suceder a diario. Es emocionante, es real y ayuda a las personas a tratar sus síntomas, a fin de que puedan seguir adelante con sus vidas. Para citar un ejemplo, he atendido a cientos de mujeres jóvenes con niveles bajos de T3 libre (una hormona tiroidea), quienes se han acercado a mi consultorio a lo largo de los años con la preocupación de que no podían quedar embarazadas. Cuando optimizamos su tiroides e incrementamos sus niveles de T3, ¡lograron concebir!

Sus frustraciones se transformaron en una alegría increíble. Muchas veces he pensado que se puede establecer un paralelismo exacto con "Por la noche durará el lloro, y a la mañana vendrá la alegría" (Salmos 30:5).

Esto sucede a menudo. Cuando las personas optimizan sus niveles hormonales, los síntomas por lo general cesan y la enfermedad desaparece.

He descubierto que un equilibrio hormonal también suele hacer desaparecer la mayoría de los síntomas, lo cual resulta asombroso. Sin embargo, a fin de dilatar el proceso de envejecimiento, frenar de manera rotunda las enfermedades, reconstruir la masa muscular y ósea, quemar la grasa abdominal rebelde, eliminar las arrugas y mucho más, usted debe optimizar —no solo equilibrar— sus niveles hormonales. El proceso es simple.

"¿Cuán efectivo resulta el tratamiento?", me preguntan los pacientes. Otros tienen escasas esperanzas de librarse de sus síntomas cuando me dicen: "He tenido estos síntomas por más de veinte años".

Si usted viniera a mi consultorio con alguno de estos síntomas y optimizáramos sus niveles hormonales, me encontraría realmente sorprendido si sus síntomas no desaparecieran por completo entre los siguientes seis a doce meses. ¡Se lo aseguro! Y después de transcurrido un año, apenas se reconocerá al mirarse al espejo. He tenido pacientes que regresan para un control y me cuentan riéndose cuán divertido les resulta escuchar que las personas les digan: "¿Qué es lo que has estado haciendo?" o "¿Qué estás comiendo?" o "¡Por favor, cuéntame tu secreto!".

Tuve un paciente quien literalmente retrocedió en el tiempo. Ella lucía veinte años mayor de lo en realidad era, debido a las arrugas en su piel (un síntoma de desequilibrio hormonal). Sin embargo, cuando optimizamos sus hormonas, su piel recuperó su aspecto juvenil y muchas de sus arrugas desaparecieron. De pronto, ¡lucía veinte años más joven! Sus amigos quedaban asombrados, preguntándose qué había hecho.

A pesar de que la lista de síntomas sea extensa e intimidante, sepa que cualesquiera sean sus síntomas, si optimiza sus niveles hormonales, ¡estos pasarán a ser parte del pasado!

CAPÍTULO 4

¿QUÉ LES SUCEDEN A NUESTRAS HORMONAS?

NO HACE MUCHO, una paciente nueva llamada Betty se acercó a mi consultorio. Betty había estado luchando con trastornos hormonales durante bastante tiempo. En función de sus análisis de sangre, los cuales mostraban altos niveles de anticuerpos tiroideos (TPO) y bajos niveles de T3 libre, parecía que sufría de tiroiditis de Hashimoto, la causa más común de hipotiroidismo en el país.

—Mi endocrinólogo también observó esos valores —me explicó—. Dijo que no los trataríamos hasta que realmente empeoraran.

Ese fue un consejo desafortunado porque los trastornos hormonales, especialmente la tiroiditis de Hashimoto, son como un fusible. Una vez encendido, es muy difícil apagarlo. Esto se debe a que la tiroiditis de Hashimoto es una enfermedad autoinmune, y su propio sistema inmunológico estaba formando anticuerpos para atacar su tiroides. Cuanto más tiempo transcurriera, mayor sería el daño, y finalmente su organismo destruiría su glándula tiroides.

La tiroiditis de Hashimoto, descubierta en 1912 por el médico japonés Hakaru Hashimoto, es una enfermedad autoinmune. Suele ser difícil de diagnosticar porque como la tiroides está siendo destruida, a veces provoca una disminución de los niveles de la hormona tiroidea en la sangre, provocando síntomas de hipotiroidismo, y otras veces produce un aumento en los niveles hormonales tiroideos, y los pacientes pueden manifestar síntomas de hipertiroidismo.

—Pero cuando su glándula tiroides sea finalmente autodestruida, dé por seguro que desarrollará hipotiroidismo —le expliqué.

—Entonces, ¿qué debo hacer? —preguntó Betty—. ¿Cómo podemos estar seguros de que se trata de la enfermedad de Hashimoto?

La respuesta se encontraría al medir los anticuerpos que atacaban la tiroides. Esa era la forma más concreta de confirmar los síntomas. Los dos anticuerpos que pueden analizarse son los anticuerpos peroxidasa tiroidea (TPO-Ab) y tiroglobulina (Tg-Ab) [N. del T.: Ab es la abreviatura en inglés de "anticuerpo"]. Es interesante notar que estos anticuerpos pueden estar dañando su tiroides mucho antes de que comience a manifestar los síntomas de la enfermedad de Hashimoto. Esto constituye otro motivo sólido que demuestra que optimizar sus hormonas es una medida inteligente.

¿De qué cantidad de anticuerpos estamos realmente hablando? Según Izabella Wentz, en su libro titulado *Tiroiditis de Hashimoto: pautas de salud para tratar la causa raíz*, las siguientes mediciones de los anticuerpos TPO muestra el grado de la enfermedad de Hashimoto que alguien podría tener:

Mayor de 30 IU/mL: la persona podría tener la enfermedad de Hashimoto.

Menos de 100 IU/mL: la enfermedad de Hashimoto aún no ha alcanzado los niveles de hipotiroidismo.

Superior a 500 IU/mL: la enfermedad de Hashimoto es agresiva.[1]

Los análisis mostraron la cantidad de anticuerpos en el organismo de Betty. Sus valores se ubicaban justo por debajo de los 100 IU/mL. Si bien su organismo estaba asimilando bien la enfermedad de Hashimoto, su tiroides era lenta.

HECHO COMPROBADO

La deficiencia de yodo puede causar hipotiroidismo y bocio; asimismo, es la causa principal de hipotiroidismo en muchos países subdesarrollados. No obstante, la enfermedad de Hashimoto —no así la deficiencia de yodo— constituye la causa principal de hipotiroidismo en los Estados Unidos y en los países europeos que suplementan la ingestión de yodo al añadirlo a la sal y a los alimentos. De hecho, la enfermedad de Hashimoto es responsable del noventa por ciento de los casos de hipotiroidismo en los Estados Unidos.[2]

Cuando se trata de la enfermedad de Hashimoto, existe una gran controversia sobre el yodo y los anticuerpos TPO. La deficiencia de yodo puede contribuir con la enfermedad de Hashimoto, al igual que el exceso del mismo. Aunque pueda parecer extraño, la población en Norteamérica suele presentar una deficiencia en selenio, así como de yodo.

El yodo es importante para la salud de la tiroides; sin embargo, en primer lugar, trato a los pacientes que sufren de Hashimoto con selenio (selenometionina, 200 mcg por día) durante cuatro a seis semanas, a fin de brindarle a la tiroides la protección necesaria. El poderoso antioxidante glutatión peroxidasa requiere de selenio para proteger las células tiroideas del peróxido de hidrógeno que produce la tiroides inflamada.

En este punto fue donde comenzamos con Betty. En primer lugar, se incorporó el selenio, un suplemento disponible en la mayoría de las tiendas naturistas y, posteriormente, procedimos a optimizar sus niveles tiroideos. Transcurridos apenas algunos meses, notó un mejoramiento en sus síntomas. Y cuando se le realizó un análisis de sangre, los anticuerpos TPO ya habían disminuido significativamente. También le indiqué una dieta libre de gluten. El gluten se considera un desencadenante común para la tiroiditis de Hashimoto.

Puede que la tiroides de Betty nunca se recupere completamente (aunque he comprobado que puede suceder), pero al optimizar sus niveles tiroideos y al incorporar el selenio y una dieta libre de gluten, se encuentra bien y de camino a vivir la vida sin ninguno de los síntomas de Hashimoto.

Los seis principales interruptores hormonales

Hace varios años, escribí el libro titulado *Libérese de las toxinas*, e incluso entonces me quedé asombrado de las miles de sustancias químicas tóxicas ante las cuales estamos expuestos a diario, ya sea en el aire, en el agua y en los alimentos. En los Estados Unidos se utilizan alrededor de setenta mil sustancias químicas, de las cuales solo una pequeña fracción de las mismas se ha analizado plenamente porque pueden ser perjudiciales para la salud y el medioambiente.[3] Ahora, en el siglo veintiuno, todos (incluso un bebé recién nacido) llevamos una carga tóxica. Los Enviromental Working Groups [Grupos de Trabajo de Asuntos Ambientales] examinaron la sangre del cordón umbilical de diez bebés recién nacidos de diversas etnias, tales como afroamericanos, asiáticos e hispanos. Las muestras de sangre de los recién nacidos tenían hasta doscientos treinta y dos químicos.[4]

HECHO COMPROBADO

Se puede encontrar el yodo en muchos alimentos, tales como el yogur, la leche vacuna, los huevos, las fresas, el queso mozarela, las algas marinas (kelp, dulse, nori), los multivitamínicos con yodo, la sal yodada, los pescados de agua salada, los mariscos, etc.

Denomino a ciertos químicos tóxicos "interruptores hormonales" porque alteran el sistema endócrino provocando confusión en los sistemas hormonales —tales como las hormonas tiroideas, suprarrenales, pituitarias y sexuales— que luego pueden causar tanto un aumento como disminución en la producción de diferentes hormonas. Esto causa estragos en sus hormonas y produce ciertos desequilibrios hormonales que pueden contribuir con el cáncer de mama, los trastornos reproductivos, la infertilidad, la reducción de la cantidad de espermatozoides, el TDA, el TDAH, el autismo, el desarrollo cognitivo lento, los cambios en el metabolismo, el aumento de peso, la disminución en las hormonas sexuales, los trastornos inmunológicos, una disfunción tiroidea y bajo coeficiente intelectual.

En este mundo, usted está rodeado por interruptores endócrinos los cuales tratan de abrirse camino y causar estragos en su organismo. Algunos de ellos son de esperarse; otros no resultan tan evidentes, pero todos ellos debilitarán su salud en general. El principio básico es el siguiente: un menor número de interruptores significa un organismo más saludable. Prácticamente todos están interconectados, lo cual significa que al reducir la cantidad de interruptores, su salud mejorará; y el hecho de eliminar un interruptor trae consigo una avalancha de efectos colaterales positivos. Debajo se detallan los principales interruptores hormonales, en orden aleatorio, así como las maneras en que puede minimizarlos o evitar que tengan lugar en su organismo.

1.er Interruptor: estilo de vida y decisiones

El estilo de vida que elija tener desde luego cuenta como una clase de interruptor hormonal. Ya se trate de un aumento de peso, falta de ejercicio, estrés, ira y falta de perdón, consumo de grandes cantidades de bebidas alcohólicas o alguna otra cuestión que se pueda controlar, cada uno de ellos afecta de manera negativa sus niveles hormonales.

Y en la medida en que sus niveles hormonales desciendan, aparecerán síntomas (como los mencionados en la extensa lista en el capítulo anterior) que reflejarán el problema. Este es el comienzo de un lento recorrido hacia nuevos síntomas y un empeoramiento de la salud. He visto a muchas personas renunciar a un trabajo de oficina por un empleo de mayor demanda física y, de repente, perder entre veinte y cincuenta libras (entre diez y veinte kilogramos). No se habían percatado en aquel entonces, pero su estilo de vida y decisiones anteriores los estaban preparando para una disrupción hormonal.

La respuesta reside en lo que usted espera: tomar mejores decisiones, mantener su rutina de ejercicios, comer más saludable, relajarse más, etc., y esto es completamente cierto. La epidemia de obesidad, por ejemplo, junto con las treinta y cinco enfermedades que le siguen, se basa fundamentalmente en las decisiones que tomamos.

HECHO COMPROBADO

Los hombres en la actualidad tienen cerca de un veinte por ciento menos de testosterona que hace veinte años.[5]

Cuando su estilo de vida y decisiones son saludables, también favorecen al sistema endócrino, y esto reduce drásticamente las posibilidades de sufrir de algún síntoma como consecuencia de una deficiencia hormonal.

2.do Interruptor: los medicamentos

Hace algunos años, un estudio conducido por la Universidad Johns Hopkins reveló que los errores médicos representan la tercera causa de muerte en los Estados Unidos.[6] Los errores médicos causan muchas muertes —250 000 personas mueren por año, de acuerdo con el estudio de la Universidad Johns Hopkins— pero ¿cuántas otras fallas médicas, como los diagnósticos erróneos y los efectos colaterales de los medicamentos, conducen a una vida de gran dolor, miseria, malestar, cansancio y gastos innecesarios? Y cuando considera el hecho de que los medicamentos afectan las células del organismo, resulta lógico que uno de los mayores interruptores hormonales sea la medicación que se nos prescribe.

Hace algunos años, el segundo fármaco más recetado en los Estados Unidos eran los medicamentos para reducir el colesterol (las estatinas).[7] Algunos de los efectos colaterales de las estatinas son el daño hepático, dolor y daño muscular; efectos colaterales neurológicos, tales como lagunas mentales y pérdida de memoria y elevada azúcar en sangre o diabetes tipo 2.[8] Dicho fármaco también causa una disminución en los niveles de testosterona. A esto se le suma el hecho de que una gran parte de la población estadounidense toma medicamentos antidepresivos, los cuales también suelen disminuir los niveles de testosterona.

Con estos factores combinados, estimo que el cincuenta y cinco por ciento de la población estadounidense toma píldoras, las cuales afectan de manera negativa los niveles hormonales. La tasa de obesidad del país en constante aumento, junto con muchas otras enfermedades, simplemente es un reflejo del creciente índice en el consumo de medicación.

En términos generales, cuantos más medicamentos consume un país, mayor es el nivel de disrupción hormonal. Como mencioné en un capítulo anterior, casi el setenta por ciento de los estadounidenses consume al menos un medicamento recetado, según un estudio realizado por la Clínica Mayo en el año 2013.

3.er Interruptor: las cosas que toca

No, no me refiero a las personas que trabajan en una planta química, sino que nos incluye a todos; y puede que le sorprenda descubrir cuántas cosas toca que afectan sus niveles hormonales de manera negativa. Esto se debe a que las sustancias químicas ingresan a su organismo a través de la piel, se acumulan y, finalmente, pueden causar daños a largo plazo. He aquí una lista breve de algunos de los interruptores que toca y cómo estos pueden afectarle.

¿Alguna vez escuchó hablar del plástico BPA (bisfenol A)? Se lo descubrió por primera vez en 1891 y fue una de esas creaciones "innovadoras" que fueron grandiosas en su época pero que luego se nos volvieron en contra. Desde la década de los cincuenta, se emplea el bisfenol A para endurecer el plástico y hacer resina epoxi. También se lo usa como recubrimiento en casi todas las latas de alimentos y bebidas. Aún se encuentra en producción. En la actualidad, se libera más de un millón de libras (quinientas mil toneladas) de BPA en el medioambiente cada año.[9]

¿Cuáles son los efectos del BPA en su organismo? El mismo es un estrógeno ambiental y se comporta como los estrógenos en el organismo. El bisfenol A se encuentra en el recubrimiento de la mayoría de los alimentos enlatados, como también en las latas de bebidas de aluminio, las latas de aerosol para coberturas batidas, los espráis antiadherentes y las tapas de muchos recipientes de vidrio, botellas plásticas y materiales dentales (como los selladores).

Específicamente, se ha descubierto que el bisfenol A causa o puede incidir en la aparición de cáncer, problemas de fertilidad, abortos espontáneos, diabetes, problemas de desarrollo, pubertad precoz en las niñas, enfermedades cardíacas y una disminución de la cantidad de espermatozoides en los hombres. Asimismo, desempeña una función esperada en cuanto a la epidemia de obesidad, ya que el mismo hace estragos en nuestro metabolismo y en los niveles de insulina.[10] Con el paso del tiempo, aumentará el índice de masa corporal y grasa abdominal[11] y hará que nuestras células adiposas tengan un mayor contenido lípido, lo cual naturalmente aumenta la obesidad.[12] Como si no fuera suficiente, el bisfenol A incrementa el riesgo de otros trastornos de la salud, como la diabetes tipo 2, las enfermedades cardíacas y los problemas de conducta.[13]

Por extraño que pueda parecer, la mayor parte de BPA con la que estamos en contacto se encuentra en nuestras despensas y refrigeradores. Se halla en el recubrimiento interior de los alimentos enlatados y en los contenedores plásticos en los que conservamos o calentamos los alimentos. También se empleaba en los biberones, pero su uso fue restringido. (Si se pregunta por qué fue prohibido en los productos para bebés, pero se continúa empleando para el resto de nosotros, también tengo el mismo interrogante). Se estima que el bisfenol A se encuentra en el setenta y cinco por ciento de los alimentos enlatados en Norteamérica, y aunque algunos envases estén libres de BPA, si se han recubierto con una sustancia química similar (BPS), será mejor también evitarlos.[14]

¿Qué debe hacer? Siempre les recomiendo a mis pacientes comprar alimentos en frascos de vidrio en lugar de alimentos enlatados y en sus hogares almacenarlos en contenedores de cerámica. Si cocina los alimentos o los recalienta en dichos contenedores resulta más seguro y no tendrá que preocuparse por la exposición al bisfenol A.

Existe otra fuente de BPA que nos afecta a todos: los recibos emitidos por las cajas registradoras. La mayoría de los recibos contienen BPA.[15] Si sus manos están húmedas, esto incrementa la transferencia de BPA. Y como es de esperarse, el papel moneda también contiene BPA ya que está en contacto con los recibos en las carteras.[16] Recientemente, investigadores informaron que los trabajadores de las fábricas en China que estuvieron expuestos a niveles significativos de BPA, experimentaron trastornos sexuales, entre ellos la disfunción eréctil.[17]

¿Alguna vez escuchó acerca de los ftalatos? Desde luego que sí, pero con otro nombre. Suelen aparecer simplemente como "fragancia" en los ingredientes de los jabones, perfumes, detergentes para ropa, cosméticos y cremas humectantes. Existen cerca de diez tipos diferentes de ftalatos para uso comercial, como plastificantes, solventes, agentes antiespumantes y alcohol desnaturalizado.[18]

Los ftalatos se utilizan como plastificadores para convertir un plástico duro a otro más flexible; sin embargo, el efecto adverso es que hace que los hombres se vuelvan más feminizados.[19] Los ftalatos se encuentran en los pisos de plástico blando, envoltorios de alimentos, cortinas de ducha, limpiadores de uso doméstico, productos cosméticos y de uso personal e incluso en algunos juguetes. También son desgasificantes de pisos, muebles, colchones y tapicería.

Para reducir su exposición a los ftalatos:

+ Instale mamparas de vidrio y deshágase de las cortinas de baño.
+ Utilice marcas naturales de pasta dental, champú y cosméticos.
+ Deshágase de las velas aromáticas, desodorantes ambientales, toallitas para secadoras y fragancias sintéticas.
+ Utilice contenedores de vidrio en lugar de plástico para conservar los alimentos.
+ Utilice productos de limpieza naturales.
+ No permita que sus hijos beban agua de la manguera del jardín, la cual está hecha de plásticos que contienen ftalatos.
+ Filtre el agua corriente en su hogar.

Como interruptor, los ftalatos afectan de manera negativa (tanto a hombres como a mujeres) la capacidad de usar la testosterona que se encuentra en nuestro organismo. La testosterona es necesaria para todos nosotros, ya sea hombre o mujer, y si no podemos usarla correctamente, los efectos por lo general se verán reflejados en una reducción de la masa muscular, una disminución de la libido y un aumento del riesgo de sufrir depresión, aumentar de peso, senos masculinos, disfunción eréctil y problemas de memoria.

¿Escuchó hablar de los parabenos? Pueden ser encontrados en champús, lociones y en geles de baño. Se utilizan principalmente por sus propiedades bactericidas y fungicidas en productos farmacéuticos, artículos de aseo y cosméticos.[20] Los parabenos pueden causar irritación en la piel e interferir con las hormonas, en particular con el estrógeno.

¿Y sobre el triclosán? En los Estados Unidos se ha prohibido su uso en los jabones, pero puede estar presente en algunos geles para afeitar, desodorantes e incluso ciertas pastas dentales. Este interruptor también interfiere con sus hormonas tiroideas.

4.to Interruptor: los alimentos que consume

Quizás le resulte difícil de creer que las cosas que toca pueden provocarle trastornos hormonales. Aquello que se lleva a la boca es un asunto completamente diferente. ¿Recuerda el bisfenol A que está presente en los alimentos enlatados, en los contenedores plásticos y en los recibos? También se encuentra en el agua. No hace mucho tiempo, un análisis de las aguas subterráneas en los Estados Unidos detectó que alrededor del treinta por ciento de las muestras contenían BPA.[21]

Asimismo, muchos de los pesticidas, herbicidas e insecticidas que los granjeros utilizan para el cultivo de alimentos y la cría de animales terminan ingresando directamente en nuestro organismo y, por lo tanto, pueden afectar de forma directa la glándula tiroides.[22] Pero no necesariamente tiene que ser un insecticida el que perjudique su sistema endócrino. ¿Sabía que los bebés que se alimentan con leche de fórmula de soja son casi tres veces más propensos a desarrollar anticuerpos antitiroideos que aquellos que se alimentan con leche materna?[23]

¿Escuchó acerca del DDT (dicloro difenil tricloroetano)? En los Estados Unidos se utilizó con intensidad el DDT como insecticida durante aproximadamente treinta años. Es fantástico para matar mosquitos, pero afecta varias hormonas diferentes, como la tiroides, la testosterona y el estrógeno. En EE. UU. Se prohibió el uso del DDT en 1972; no obstante, muchos países del tercer mundo todavía lo utilizan para combatir los mosquitos y la malaria, y termina en el suministro de los alimentos, los cuales pueden ser exportados a nuestro país. El DDT aún se encuentra en la tierra, el aire y en el suministro de agua y de alimentos, y finalmente acaba en nuestros organismos.

¿Escuchó sobre el PFOA (perfluorooctanoico)? Este químico sintético es conocido por sus propiedades antimanchas y antigrasas, así como por su resistencia a las temperaturas altas, razón por la cual se utiliza en la fabricación de artefactos de cocina antiadherentes, muebles ignífugos, alfombras resistentes a las manchas y vestimenta a prueba de agua.[24] El PFOA puede afectar los niveles de la tiroides y de las hormonas sexuales. Nuestros cuerpos almacenan estas toxinas y, con el tiempo, incluso décadas, dichas toxinas se manifiestan en nuestro organismo. Por lo general son las hormonas y la tiroides las que pagan el precio.

5.to Interruptor: las deficiencias

La dieta estándar de los estadounidenses por lo general suele ser baja en ciertos nutrientes claves para una tiroides saludable. La conversión óptima de la hormona T4 inactiva en la hormona T3 activa requiere de un nivel de ferritina de 90 a 100 ng/mL aproximadamente. Las reservas de hierro se miden al controlar los niveles de ferritina y si el mismo es bajo, el funcionamiento de la tiroides normalmente se verá lento o comprometido. Un bajo nivel de hierro constituye una de las razones principales de por qué las mujeres premenopáusicas pierden el cabello. Un nivel de ferritina de 40 ng/

mL suele detener la caída del cabello y con un nivel de 70 ng/mL el cabello volverá a crecer.[25]

Alrededor del noventa por ciento de los pacientes que he revisado tienen un déficit en yodo. Les cambio la sal de mesa por la sal de mar o la sal del Himalaya, la cual contiene yodo, y normalmente comienzan con un suplemento de yodo, a menos de padezcan de tiroiditis de Hashimoto. Si sufren de la enfermedad de Hashimoto, siempre comienzo con la administración de selenio y añado yodo después de dos meses; de lo contrario el yodo podría empeorar dicha enfermedad. Si el paciente padece la enfermedad de Hashimoto, puede apostar que los niveles de selenio son bajos. Les indico a los pacientes selenometionina de 200 mcg por día. Además, optimizar los niveles de vitamina D3 a 50–80 ng/mL ayuda a prevenir todas las enfermedades autoinmunes, incluyendo la tiroiditis de Hashimoto.

El bromato utilizado en la elaboración del pan blanco en los restaurantes competirá con el yodo y puede comprometer el funcionamiento óptimo de la tiroides. El cloro y el flúor también competirán con el yodo, como también el mercurio que se encuentra en las amalgamas dentales, en muchos tipos de pescados y en el aire que respiramos de las centrales eléctricas de carbón.

Sorprendentemente, algunos vegetales crudos pueden bloquear la absorción de yodo en la tiroides y como consecuencia los síntomas se verán reflejados en el hipotiroidismo. Esto incluye ciertos vegetales tales como el brócoli, coliflor, col china y repollo crudos, entre otros.[26] La solución se encuentra en cocinarlos o hervirlos al vapor. En caso de consumirlos crudos, hágalo en pequeñas cantidades.

6.to Interruptor: el envejecimiento

En las mujeres, los niveles de testosterona por lo general comienzan a disminuir alrededor de los cuarenta. Luego, en los siguientes cinco a diez años, la progesterona empieza a bajar y cinco años después comienza la disminución del estrógeno.

En los hombres, los niveles de testosterona comienzan a caer después de los treinta, y para cuando tengan entre cuarenta y cinco y cincuenta años, muchos de ellos se volverán "viejos gruñones" a causa de la disminución de testosterona. Cuando los niveles de testosterona llegan a valores lo suficientemente bajos, otras hormonas, tales como la DHEA y las hormonas suprarrenales, también suelen disminuir. Los niveles de estradiol pueden permanecer bajos o aumentar en los hombres con baja testosterona.

A los cincuenta años, nuestros niveles hormonales suelen disminuir drásticamente, y cuando esto sucede, el hígado acelera la producción de colesterol con el objetivo de generar más hormonas sexuales derivadas del mismo, motivo por el cual los niveles de colesterol comienzan a subir alrededor de los cincuenta. En este punto, suelen prescribirse los medicamentos para reducir el colesterol; sin embargo, estos disminuyen la testosterona aún más.

HECHO COMPROBADO

Cuando optimiza sus hormonas, los niveles de colesterol por lo general bajan. Los valores del colesterol malo (LDL) disminuyen y los del colesterol bueno (HDL) suelen aumentar. Esto es especialmente importante para las personas mayores de cincuenta años.

El proceso de envejecimiento es gradual, pero no se detiene para ninguno de nosotros. Es cierto que los muchos interruptores endócrinos que hemos mencionado anteriormente pueden acelerar este proceso (también el estrés, las enfermedades crónicas o una histerectomía aceleran el envejecimiento), pero es un proceso gradual que ni las dietas, ni las píldoras, ni el ejercicio pueden detener completamente.

Se nos dice que aceptemos la flacidez, el aumento en el contorno de la cintura y la disminución del tono muscular porque "eso es lo que pasa al envejecer". Incluso la irritabilidad, la falta de libido y la depresión se incluyen dentro del paquete de "volverse viejo".

Los efectos del envejecimiento, así como los otros interruptores, se pueden dilatar o detener, y a veces revertir cuando optimizamos nuestras hormonas.

UNA MEZCLA DE TODO

Todos estos interruptores endócrinos pueden socavar nuestros niveles hormonales al mismo tiempo. Aparte de los síntomas, los cuales muy a menudo se diagnostican erróneamente, somos inconscientes de lo que nos sucede.

Un buen ejemplo de cómo funciona esta combinación de interruptores se ve en la ginecomastia (el agrandamiento de las glándulas mamarias en el hombre o "senos masculinos"). El aumento de la incidencia de este trastorno, por supuesto, trae aparejado la disminución del nivel de testosterona y un aumento del tejido adiposo en el abdomen y pecho, pero existe una lista de medicamentos, fármacos y productos que también pueden provocarlo.[27] Entre ellos cabe mencionar los siguientes:

- Ansiolíticos
- Medicamentos para el corazón
- Medicamentos para las úlceras
- Antibióticos
- Antidepresivos tricíclicos
- Esteroides glucocorticoides
- Esteroides anabólicos
- Antiandrógenos (para el tratamiento del cáncer de próstata)
- Tratamiento contra el cáncer
- Bebidas alcohólicas
- Mariguana
- Heroína
- Anfetamina

Los interruptores hormonales hacen mucho daño cuando actúan solos, pero cuando se unen entre sí, provocan todavía más estragos. Dichos efectos combinados podrían ser la razón de que el recuento de espermatozoides promedio de los hombres haya caído un cincuenta por ciento en menos de cuarenta años.[28]

No solo los efectos de todos estos interruptores (medicamentos, sustancias químicas, envejecimiento, malas decisiones, etc.) son deprimentes; sino que también causan depresión, junto con muchas otras patologías, como la diabetes tipo 2, hipertensión, prediabetes, enfermedades cardíacas, obesidad, resistencia a la insulina, insomnio, entre otras.

¡Pero le tengo buenas noticias! He visto cada uno de estos síntomas revertirse en muchos de los pacientes quienes optimizaron sus hormonas. He visto a muchas personas que finalmente consiguieron librarse de los medicamentos que detestan y que causan numerosos efectos colaterales. Cuando usted optimiza sus niveles hormonales, también permite que todos sus sistemas funcionen de manera óptima. Y como si esto fuera poco, optimizar sus hormonas es la mejor forma de combatir el envejecimiento.

¡Este es un motivo para regocijarnos!

PARTE II

¿CÓMO HACER PARA QUE LAS HORMONAS FUNCIONEN A SU FAVOR?

ESTA SEGUNDA PARTE comienza con el fundamento de la salud hormonal, luego expone un ejemplo práctico acerca de cómo mediante la terapia hormonal puede obtener resultados favorables, independientemente de sus síntomas, enfermedades o inquietudes. El último capítulo aborda muchas de las preguntas que tienen los pacientes nuevos al considerar someterse a la terapia de hormonas bioidénticas.

CAPÍTULO 5

EL FUNDAMENTO DE LA SALUD HORMONAL

ERRANCE TENÍA NIVELES bajos de testosterona y de tiroides. Al menos eso era lo que él suponía. Su cuerpo, que alguna vez fue atlético, ahora aumentaba en masa adiposa en la zona media, por lo que necesitó comprar pantalones nuevos en dos oportunidades; su resistencia e impulso habían disminuido considerablemente y notó cierta impotencia en su hogar con su esposa sobre la cual no quería conversar con nadie al respecto.

El factor más grave para él era cómo se sentía. Describió su cuerpo, sus niveles de energía e iniciativa utilizando palabras como *perezoso, lento y cabizbajo, gruñón e irritable*. Se enorgullecía en otros pasatiempos lucrativos que realizaba fuera de su horario laboral, tal como el retapizado de muebles para su creciente lista de clientes; sin embargo, habían transcurrido varios meses desde que ya no tenía la energía suficiente para realizar nada más.

"Es porque estoy estresado", se había dicho a sí mismo. Eso fue hace casi un año; y su nuevo empleo, con los viajes largos para llegar a su trabajo, no manifestaba ningún signo de cambio. Su esposa lo animó para que le realizaran un control de sus niveles hormonales, y eso fue lo que hizo. Tenía un mayor interés por ver sus niveles de testosterona y de tiroides, y los resultados confirmaron su intuición:

T total: 351 ng/dL (nanogramos por decilitro)

T3 libre: 2.5 pg/mL (picogramos por mililitro)

Sus valores, que representaban la pérdida natural de testosterona y de tiroides en los hombres con el paso del tiempo, coincidían con los de un hombre de setenta u ochenta años. No hace falta mencionar, que a sus treinta y cinco años, Terrance no quedó muy complacido.

De acuerdo con la Endocrine Society [Sociedad de Endocrinología], el rango total de testosterona en los hombres no obesos entre los diecinueve a los treinta y nueve años es de 264 a 916 ng/dL.[1] (Por muchos años era de 348 y 1197 ng/dL antes de que recientemente disminuyeran). Yo recomiendo que los hombres tengan su nivel de testosterona total en 500 ng/dL o un nivel mayor; pero cuando optimizamos sus niveles hormonales, apuntamos a alcanzar entre 900 y 1100 ng/dL (el rango normal para una persona de veinticinco años). El rango para medir la testosterona libre en los hombres de su edad, según el laboratorio de análisis LabCorp, oscila entre 8.7 y 25.1 pg/mL.[2] En 6.5 pg/mL Terrance se encontraba de lleno en el rango de una persona mayor.

—¡No me quiero sentir como si tuviera ochenta! ¡Tengo apenas treinta y cinco! —se quejó.

Se sentía demasiado joven para comenzar un tratamiento hormonal, aunque era claro que su organismo lo necesitaba. De acuerdo con los promedios, su peso y sus síntomas se ubicaban justo en el promedio normal para la mayoría de las personas de los Estados Unidos y, sin embargo, no se sentía bien ni tampoco estaba orgulloso de cómo lucía.

Tras haber conversado al respecto, decidió que quería recuperar su figura, comer alimentos más saludables y tratar de aumentar sus niveles hormonales por su cuenta. Estaba motivado por hacer un cambio, porque sabía a dónde se dirigía si no cambiaba el rumbo de inmediato.

Así que comenzó.

LOS FUNDAMENTOS DEL PLAN "HÁGALO USTED MISMO"

El plan "Hágalo usted mismo" es realmente el mejor lugar para la mayoría de las personas, sin perjuicio de la edad o género, para comenzar su recorrido a través de la terapia de reemplazo hormonal. El mismo constituye las bases de una buena salud, y sin los hábitos buenos y necesarios que este conlleva, optimizar sus hormonas sin fundamentos firmes le llevará más tiempo, esfuerzo y dinero.

Terrance comenzó con la dieta keto (consulte el apéndice F), la cual se basa en un plan de alimentación que expuse en uno de mis libros anteriores, pero él la llevó a cabo un poco más relajado. Según consideraba, él era el responsable de descuidar su cuerpo y quería ser quien pudiera regresar a donde sabía que debía estar. Básicamente, usó la dieta keto como referencia. De acuerdo con la dieta keto:

- Los carbohidratos no deberían superar el quince por ciento de la alimentación diaria (en su mayoría provenientes de ensaladas, vegetales, especias y hierbas), pero Terrance consumía algunos carbohidratos extras ya que trataba de no perder tiempo de calidad alrededor de la mesa con su esposa y su hijo.

- El consumo de grasas debe ser del setenta por ciento de la alimentación diaria (cantidades modestas de aceite de pescado, aceite de aguacate, aceite de oliva, semillas, frutos secos, mantequilla ecológica), y él prácticamente alcanzaba esta cantidad con los alimentos de su elección.

- En cuanto a las proteínas, las cuales deben ser del quince por ciento de la alimentación diaria (provenientes de huevos enteros de animales de pastoreo, pescados salvajes y carnes de herbívoros), él aumentó un poco más el promedio normal de 1 g de proteína por 1 kg de peso corporal.

Con respecto a las bebidas, escogió tomar agua, café, té y leche de almendra o de coco con bajo contenido de azúcar. Eliminó todos los refrescos, bebidas para deportistas, bebidas alcohólicas (a excepción de una pequeña copa de vino cuando recibe invitados). El agua de alcalina era su bebida principal, con dos tazas de café espaciadas entre la mañana y la tarde.

En cuanto a los bocadillos, le encantaba especialmente el apio con queso crema o mantequilla de maní, pero también comía frutos secos (nueces de macadamia, nueces pecanas, almendras, nueces y semillas de girasol) durante su día laboral. Siempre evitaba los postres, a menos que fuera un cumpleaños o una ocasión especial, y entonces solo se permitía una pequeña porción.

También tomaba varios suplementos, como un multivitamínico, aceite de pescado, vitamina D_3 y un probiótico. Él también tomó DIM, lo cual aumenta los niveles libres de testosterona (vea el apéndice F). Los mismos se encuentran disponibles en cualquier tienda de alimentos saludables. Cambiar su dieta significaba crear nuevos hábitos, pero se sentía motivado. Además, encontró un programa de ejercicios que se ajustaba con su agenda y mantenía su testosterona estimulada. La rutina era bastante sencilla:

- Levantar pesas durante quince minutos aproximadamente cada tarde, combinando carreras de velocidad de dos minutos en su bicicleta fija entre la serie de pesas.
- Caminar con su familia tantas tardes como le sea posible.

Para relajar su cuerpo y reducir el nivel de estrés bajo el cual vivía, comenzó a escuchar la Biblia en CD y música cristiana tranquila, en lugar de los programas radiales, mientras conducía ida y vuelta al trabajo. Su objetivo era poder despejar su mente durante el viaje y relajar su cuerpo. También aumentó sus horas de sueño entre siete y ocho horas cada noche. No consumía cafeína por las noches y desde luego no pasaba horas mirando series de televisión. Asimismo, se aseguró de separar entre diez y veinte minutos cada mañana, con una taza de café por medio, para leer la Biblia y meditar en algún versículo u orar.

HECHO COMPROBADO

Mientras duerme, su organismo incrementa la producción de testosterona.[3] Dormir bien por las noches es de hecho el sueño reparador que necesita.

La combinación entre la relajación mental en el coche y el aumento en sus horas de sueño estimularía las reservas de su glándula suprarrenal, al disminuir la cantidad de cortisol que su organismo había estado produciendo mientras se encontraba bajo un nivel de estrés extremo e incesante. Y dado que el cortisol provoca una disminución en los niveles de testosterona, reparar solo esta área tendría un efecto beneficioso compuesto sobre su organismo.

Después de tres meses comenzó a notar algunos cambios. Había empezado a recuperar su cintura, veía una mayor definición muscular en sus brazos y se sentía más relajado y más concentrado en su empleo. Transcurridos los seis meses pactados, regresó a mi consultorio para un control. Se le realizó un análisis de sangre, y yo sabía que sus valores en general habían mejorado, incluso su colesterol, aunque no era nuestro foco de atención. Lucía mejor, era notablemente más fuerte y se sentía orgulloso de haber bajado veinticuatro libras (once kilogramos).

—Tengo algunas libras extras por bajar, probablemente entre diez y veinte (cinco y nueve kilogramos), pero sé que estoy progresando —manifestó—. Pero la mayor transformación probablemente sea en mi cabeza. Me siento más alerta, más descansado y más como yo mismo. Me complace lo que estoy logrando.

Procedió a explicarme su programa de ejercicios y cómo utilizaba el tiempo en el que conducía tanto para alimentar como para relajar su cuerpo. En cuanto a la alimentación, me dio un resumen rápido de sus desayunos, almuerzos y cenas preferidas. Era básicamente la dieta keto. Estos fueron sus nuevos principios saludables, y después de seis meses sus valores eran bastante impresionantes.

PRINCIPIOS PARA SU SALUD HORMONAL

Terrance, a sus treinta y cinco años, aún no estaba enfermo, pero él sabía qué destino lo aguardaba si continuaba por el mismo camino. La obesidad, la prediabetes, la diabetes tipo 2 y las enfermedades cardíacas sin duda estaban cercanas, junto con tantas otras enfermedades asociadas con estas patologías. Tenía varios amigos, apenas algunos años mayores que él, quienes ya tomaban medicación y cuyas vidas no eran ejemplo de lo que deseaba aspirar.

—Es una vida letárgica —enfatizó—. Me rehúso a permitir que mi cuerpo tome ese camino. Mi esposa y mi hijo se merecen que esté saludable, al igual que yo.

Coincidía con él, pero fue una decisión que había tomado por su cuenta y fue él quien consiguió lograrlo. Nadie podía haberlo hecho en su lugar. Terrance había establecido el fundamento para su futura salud, el cual le pagaría con creces por el resto de su vida.

Entonces, ¿cuáles eran sus nuevos niveles hormonales tras seis meses de alimentarse diferente, ejercitar y crear hábitos de vida saludables? Ambos quedamos sorprendidos:

T total: 625 ng/dL

T3 libre: 3.5 pg/mL

¡Los valores reflejados eran ahora los de una persona saludable de treinta y cinco años! Recuerde, el rango de T total en los hombres oscila entre 264 y 916 ng/dL. En 625 ng/dL, Terrance estaba por encima de la mitad, lo cual era muy positivo. Y su T libre (cuyo rango se ubica entre 8.7 y 25.1 pg/mL) en 12.4 pg/mL se encontraba sin duda dentro del rango. Ambos valores podrían incluso ser más altos, pero estaban muy bien considerando sus valores iniciales. También revisé de su análisis de sangre los niveles de colesterol, junto con otros valores y en general se veía bien.

Ya sea hombre o mujer, le recomiendo un plan de alimentación similar al que Terrance escogió. Las mujeres pueden consumir una cantidad menor de proteínas que los hombres, pero en general la dieta keto es una de las mejores dietas que puede realizar, ya que tiene un efecto antinflamatorio y lo ayudará a quemar grasas. ¿Ha notado cuán pocos carbohidratos se incluyen en la dieta keto, como panes, rosquillas, cereales y demás? El factor clave es reducir la inflamación de manera drástica, al escoger alimentos antinflamatorios y con bajo contenido de azúcar, carbohidratos y almidones.

Quizás se pregunte: "¿Puedo estimular mis diferentes hormonas al mejorar mi estilo de vida (cambiando mis hábitos alimentarios, ejercitando, tomando suplementos, disminuyendo el estrés, conciliando más horas de sueño, etc.)?". ¡La respuesta es un rotundo *sí*! Pero permítame hacerle una pregunta: ¿cuánto impulso necesitan sus hormonas?

Si usted, al igual que Terrance, desea poner su cuerpo nuevamente en forma y aumentar sus niveles hormonales, entonces si hace lo que él hizo probablemente sea suficiente para satisfacer las necesidades de sus hormonas y los suplementos en el apéndice F probablemente le ayuden. Sin embargo, puede que no sea todo lo que su organismo requiera. Tal vez sus necesidades sean diferentes. Quizás usted se parezca más a estos pacientes:

Ann, de treinta y un años, no puede quedar embarazada, probablemente debido a un desequilibrio hormonal.

Carl, de sesenta y dos años, no puede bajar sus niveles de colesterol sin importar lo que coma o cuánto ejercite, y prefiere no tomar medicamentos para disminuir el mismo.

Patty, de setenta y cinco años, no ha podido alcanzar el clímax sexual en más de veinte años.

Robert, de cincuenta y seis años, vio a su padre morir de Alzheimer y no quiere el mismo destino para su vida.

Kara, de cuarenta y cuatro años, tuvo una histerectomía y no consigue controlar su peso.

James, de setenta y dos años, está perdiendo rápidamente masa muscular y no puede detener su avance degenerativo hacia la fragilidad y debilidad (sarcopenia).

Mindy, de sesenta y ocho años, sufre de osteoporosis y sabe que si se cae y se quiebra un hueso, eventualmente es muy probable que acabe en un hogar de ancianos.

Janice, de cincuenta y siete años, está comenzando a experimentar ciertos síntomas de artritis en sus manos, pero es pintora y no puede darse el lujo de perder su fuente de ingresos.

Louise, de sesenta y un años, siente como si encontrara una nueva arruga en su rostro, cuello o brazos cada vez que se mira al espejo.

Kristen, de veintinueve años, sufre de fibromialgia.

La dieta, el programa de ejercicios y una vida menos estresante probablemente no aumenten los niveles hormonales de estos pacientes lo suficiente como para contrarrestar los síntomas que presentan. Es cierto, la dieta keto es un gran punto de partida. Creo que es el fundamento para todo aquel que quiera mejorar sus niveles hormonales, pero puede que no sea suficiente para conducirlo a donde quiere llegar. ¿Por qué?

Este es un punto que todos deben entender: aumentar sus niveles hormonales mediante la dieta, el ejercicio, los suplementos y una nutrición apropiada es posible hasta un cierto grado; no obstante, para optimizar su sistema endócrino, necesitará de la terapia de reemplazo con hormonas bioidénticas a menos que tenga menos de 40 años como Terrance. O mírelo de otra manera.

HECHO COMPROBADO

La única manera en que podrá prevenir los síntomas de debilidad y fragilidad con el envejecimiento es al optimizar sus hormonas.

Si necesita detener una enfermedad o dolencia o necesita reconstruir, restaurar o regenerar aquello que se ha perdido, debe optimizar sus niveles hormonales. Cada uno de los pacientes mencionados previamente encontraron ayuda, respuestas y se libraron de los síntomas cuando decidieron optimizar sus hormonas. ¡Fue increíble!

La alimentación y el ejercicio no son lo suficientemente fuertes para hacer retroceder el proceso de envejecimiento, vencer los interruptores endócrinos que todos enfrentamos en la vida o combatir muchas de las enfermedades que nos acechan. Solo las hormonas poseen el poder. Ello significa que la única manera de *optimizar* sus hormonas (a los niveles que tenía cuando era un joven de veinte años) es mediante la terapia de reemplazo con hormonas bioidénticas.

Y solo cuando haya alcanzado óptimos niveles hormonales, obtendrá los beneficios increíbles que estos conllevan. Dichos pacientes aún padecían de síntomas cuando equilibramos sus hormonas, pero en la medida en que continuábamos incrementando sus niveles hormonales hasta alcanzar un rango óptimo, los síntomas comenzaron a sosegar. Tras varios meses de contar con los niveles optimizados, junto con los principios de la dieta keto, todos los síntomas desaparecieron. A veces, ¡cada uno de esos síntomas molestos, debilitantes, embarazosos y detestables por lo general ya no estaban!

Usted conoce cuáles son sus necesidades con respecto a su salud, pero si se encuentra en busca de ayuda, respuestas y de poder librarse de sus síntomas, entonces le sugiero firmemente que busque optimizar sus hormonas.

Hay algo más que debe entender: no hay nada de malo en necesitar de la terapia de reemplazo hormonal. Tampoco hay un premio en la vida por "poner al mal tiempo buena cara". Y no es que de algún modo esté haciendo trampa. Después de todo, su organismo probablemente contaba con niveles hormonales óptimos cuando tenía veinte años, y solo tratamos de que pueda regresar a ese punto.

Cuando sus niveles hormonales sean óptimos y la mayoría de sus síntomas hayan menguado, sabrá exactamente a lo que me refiero. ¡Vivir con sus hormonas optimizadas es la mejor manera de disfrutar la vida!

CAPÍTULO 6

UN EJEMPLO DE CÓMO LA TERAPIA HORMONAL PUEDE BENEFICIARLE

AN PASADO CASI veinte años —dijo Elaine, de 70 años de edad—. Comencé a notar la pérdida de masa muscular antes de cumplir cincuenta, y desde entonces no ha dejado de agravarse.

—¿Es el único problema? —le pregunté.

—Oh, no —respondió—. Gradualmente, empecé a perder masa muscular en mis brazos y piernas y a generar más grasa en su lugar. Después aparecieron el cansancio, los dolores en las articulaciones, los problemas para conciliar el sueño y la osteoporosis.

La hija de Elaine estaba presente en la visita médica.

—Además, el doctor a quien mi madre veía antes de mudarse aquí para estar cerca de nosotros y de sus nietos le dijo que es muy posible que sufriera de diabetes tipo 2 leve—añadió

Hojeé su ficha médica.

—Y por lo que se desprende de su historia clínica, hace varios años que dejaron de administrarle hormonas tiroideas sintéticas (Synthroid), pero aún continúa tomando antidepresivos y somníferos.

—Sí, se suponía que debía conversar con mi doctor acerca de la diabetes, pero con la mudanza y demás, no he podido hacerlo todavía —Elaine agregó.

Mientras hablaba, me acordaba de las palabras del renombrado obstetra y ginecólogo Gary Donovitz sobre el proceso de envejecimiento.

> Los médicos normalmente tratan el envejecimiento, el deterioro, la pérdida de fuerza, energía, función sexual y pesadez con una palmada en la espalda y antidepresivos, lo cual no es lo que los pacientes quieren o necesitan.[1]

A su lista le agregaría otras afecciones comunes, tales como el dolor, la inflamación, la depresión, la confusión, el aumento de peso, la pérdida ósea y de masa muscular y los problemas de memoria. Pero está en lo cierto; los pacientes necesitan y pretenden más que una palmada en la espalda. Se merecen más, y ello incluye ayudarlos a obtener respuestas reales.

—Elaine, al parecer ha estado sufriendo de sarcopenia durante los últimos veinte años —señale—. La sarcopenia es la pérdida degenerativa de masa muscular la cual es remplazada por tejido adiposo, y avanza con la edad. Esto ciertamente explica algunos de sus síntomas.

Ambas asintieron con la cabeza.

—Pero también le tengo buenas noticias.

La expresión en el rostro de la hija de Elaine era de esperanza. Elaine proyectaba una mirada más bien de desesperación, pero de cualquier modo, querían respuestas. Podía observarlo en sus expresiones.

—Sus síntomas, desde la sarcopenia a la osteoporosis y desde el dolor en las articulaciones a la diabetes tipo 2 constituyen un indicador claro de que sus niveles hormonales se encuentran extremadamente bajos —le expliqué.

—Pero mi nivel de TSH está dentro del rango normal —Elaine interrumpió.

—Puede que así sea, pero la TSH no es el mejor indicador de los niveles de hormonas tiroideas activas —señalé.

—¿Y la buena noticia? —preguntó la hija de Elaine.

—Por lo general, podemos tratar la mayoría de sus síntomas con la terapia de reemplazo con hormonas bioidénticas —le respondí—. Al optimizar sus niveles hormonales, no solo estaremos tratando la mayoría de esos síntomas, sino que no me sorprendería si los revirtiéramos e incluso previniéramos futuras enfermedades.

Ambas sonrieron. Elaine soltó un gran suspiro y luego dijo:

—¿Cuándo podemos empezar? Por fin me he mudado cerca de mis nietos, y me gustaría disfrutarlos por muchos años.

CÓMO VENCER LA ENFERMEDAD CON LA TERAPIA HORMONAL

A muy pocas personas se les dice que el riesgo de las enfermedades cardíacas, diabetes tipo 2, Alzheimer, cáncer de mama, cáncer de próstata y osteoporosis disminuye con la terapia de reemplazo hormonal.[2] ¡Pero es cierto! He visto a lo largo de mi carrera que muchas enfermedades se detienen por completo y que los síntomas pueden revertirse cuando optimizamos nuestros niveles hormonales. En cuanto a la osteoporosis de Elaine, los huesos pueden regenerarse casi un ocho por ciento por año cuando se optimizan las hormonas, y lo he experimentado con varios pacientes. ¿Cuán a menudo las personas que sufren de osteoporosis escuchan estas buenas noticias?

HECHO COMPROBADO

Desde el 2017, según la Arthritis Foundation [Fundación Estadounidense para la Artritis], más de uno de cada dos hombres y más de dos de cada tres mujeres mayores de sesenta y cinco años pueden sufrir de artritis.[3]

En el caso de Elaine, era la sarcopenia la que le estaba causando el mayor número de trastornos. Una vez que se aborde esta cuestión, muchas de sus otras afecciones también desaparecerán. Todos hemos oído hablar acerca de la osteoporosis y de cómo se debilita la masa ósea. Es un asunto que las personas, en especial las mujeres, tratan de evitar cuando envejecen. Casi nadie habla de la sarcopenia, y aun así afecta a millones de individuos.[4]

¿Qué causa la sarcopenia? La misma es producto de un déficit de las hormonas anabólicas por un período prolongado, junto con varios otros factores, dentro de los cuales se incluyen:

+ Deficiencia de enzimas digestivas o HCL
+ Carencia de proteínas
+ Falta de ejercicio
+ Desequilibrio nutricional
+ Estrés
+ Inflamación[5]

La testosterona es la primera hormona en quedar "fuera de sincronía". Como ya sabe, es la hormona responsable del crecimiento muscular.

Los hombres comienzan a perder testosterona alrededor de los treinta; no obstante, ¡con las mujeres esto sucede a los veinte! Tanto los hombres como las mujeres necesitan testosterona porque cuando sus niveles disminuyen, las personas corren un mayor riesgo de:

+ Pérdida de masa muscular (sarcopenia)
+ Pérdida de masa ósea (osteoporosis)
+ Ansiedad
+ Irritabilidad
+ Enfermedades cardíacas
+ Diabetes tipo 2

- Depresión
- Falta de energía
- Falta de claridad mental
- Aumento de peso (especialmente en la zona abdominal)
- Dificultad para perder peso

- Falta de deseo sexual
- Cáncer de próstata y disfunción eréctil en los hombres
- Alzheimer
- Parkinson
- Demencia

LA SARCOPENIA FINALMENTE NOS AFECTARÁ A TODOS

Muchos de los síntomas previamente mencionados describen con exactitud a Elaine, pero de seguro no es la única. Esto se debe a que entre los treinta y los sesenta, la mayoría de las personas aumentan alrededor de una libra (casi medio kilogramo) por año y pierden más o menos media libra (casi doscientos cincuenta gramos) de masa muscular al año. Dicho de otro modo, en un período de treinta años, la composición corporal del adulto promedio equivale a quince libras (siete kilogramos) de pérdida de masa muscular y treinta libras (catorce kilogramos) de aumento de grasa.[6]

HECHO COMPROBADO

Los hogares de ancianos son como depósitos de retención para las personas. Creo que la sarcopenia constituye una de las razones principales por la que terminamos allí. Por lo general, la misma se relaciona con un bajo nivel de testosterona, las cuales se podrían prevenir y tratar.

Ello significa que la mayoría de las personas que están dentro del "promedio", se van a enfrentar con la sarcopenia en el futuro. Por suerte, a ellos no los va a afectar a la edad de cincuenta, como le sucedió a Elaine, sino que puede aparecer a la edad de setenta, especialmente alrededor de los setenta y cinco años.

Es muy común ver las manifestaciones de esta enfermedad. Quienes sufren de sarcopenia se encuentran encorvados, tienen poca masa muscular, son frágiles, débiles, tienen grasa en lugar de músculos, apenas tienen músculos en las piernas y tienen la piel colgando de sus huesos. ¡Eso es la sarcopenia!

Sin embargo, según la CDC [Centros para el Control y la Prevención de Enfermedades], una persona promedio en los Estados Unidos tiene una esperanza de vida de 78,8 años.[7] Y con el foco en la osteoporosis, la cual se relaciona de manera directa con la sarcopenia, a muy pocas personas se las diagnostica con suficiente antelación para prevenir la sarcopenia antes de que los afecte gravemente.

Si usted es mayor de cuarenta, debería realizarse un análisis de sangre anual para asegurarse de que sus niveles hormonales estén donde corresponda. Cuando lo haga, solicite que analicen lo siguiente:

- Testosterona total
- Testosterona libre
- TSH
- T3 libre
- TPO
- T3 reversa (rT3)
- Estradiol
- Progesterona (en las mujeres)
- Hormona folículo estimulante (FSH, en las mujeres)

Por lo general, en mis pacientes, la sarcopenia y la osteoporosis se desencadenan a raíz de los niveles de testosterona bajos. La sarcopenia y la osteoporosis están relacionadas entre sí, lo que significa que es habitual que una enfermedad acompañe o le siga a la otra.[8]

Según la Administration on Aging [Administración de Asuntos sobre la Vejez], se espera que la población estadounidense mayor a sesenta y cinco años (actualmente cerca de cuarenta y nueve millones de personas) supere los noventa y ocho millones para el 2060.[9] Con la advertencia de la sarcopenia en mente, considere lo siguiente:

En el 2000, un tercio de un millón y medio de personas, que fueron admitidas en centros de salud, ingresaron allí porque no eran capaces de realizar sus actividades cotidianas.[10]

Se cree que la sarcopenia afecta del cinco al trece por ciento de las personas entre sesenta y setenta años de edad y del once al cincuenta por ciento de individuos de más de ochenta años.[11] Dado que la mayoría de los doctores rara vez reconocen esta enfermedad, estimo que estas cifras son mucho más elevadas.

Las personas mayores que sufren de sarcopenia tienen un mayor riesgo de quedar discapacitadas —1.5 a 4.6 veces mayor— que aquellos quienes no sufren de dicha enfermedad.[12]

Se estima que la masa de la musculatura esquelética decrece un treinta y cinco a un cuarenta por ciento entre los veinte y los ochenta años, tanto para hombres como para mujeres.[13]

Las personas pueden disminuir el ritmo de pérdida muscular y debilitamiento mediante una dieta y ejercicio, pero incluso los adultos mayores que se encuentran activos experimentarán una disminución en su función muscular.[14]

Estos hechos pueden resultar bastante atemorizantes, dado que todos queremos vivir una vejez agradable.

LOS EFECTOS COSTOSOS DE LA SARCOPENIA

El costo de la sarcopenia constituye otro elemento que es motivo de preocupación. En el año 2000 se estimó que los gastos de atención médica en EE. UU. asociados con la sarcopenia fueron alrededor de $20 mil millones de dólares.[15] Incluso crearon una etiqueta de precio personalizada, estimando un costo de $900 dólares por persona por año.[16]

La enfermedad en sí misma no es el único costo. Cada año en los Estados Unidos, se gasta más de $26 mil millones de dólares con el propósito de proveer atención adicional para las personas que ya no pueden vivir de forma independiente.[17] Y como podrá suponer, las personas que tienen problemas a causa de la sarcopenia, naturalmente realizan más consultas médicas y completan más prescripciones que los que no tienen tales problemas, lo que añade incluso más gastos al sistema de salud.[18]

HECHO COMPROBADO

Optimizar las hormonas suele detener o prevenir muchas de las enfermedades que asolan a las personas mayores, entre ellas la sarcopenia, la osteoporosis y la demencia.

La pérdida de masa muscular es una de las peores afecciones que puede sucederle a nuestro organismo. El músculo es uno de los mejores indicadores de la salud y sirve como una barrera contra el aumento de peso, dolencias, diabetes, cáncer, enfermedades mentales, y muchas otras patologías. La sarcopenia y sus efectos degenerativos abren la puerta a la resistencia a la insulina, la diabetes tipo 2 y la obesidad.[19] Y ya hemos abordado las múltiples enfermedades asociadas con la obesidad.

Se estima que para el 2050 una de cada tres personas sufrirá de diabetes tipo 2, ¡y la prevalencia de la enfermedad podría duplicarse o incluso triplicarse del 2010 al 2050![20] El costo anual de diabetes fue de $174 mil millones de dólares en el 2010.[21]

¿Son todas estas enfermedades y gastos exorbitantes consecuencia directa de la sarcopenia? Desde luego que no, pero la misma también desempeña su parte. Verá, la sarcopenia en sí misma es solo un síntoma; por lo general un síntoma que aparece por tener niveles bajos de testosterona por un período prolongado. ¿Debemos culpar a la testosterona? No, porque no se puede culpar la ausencia de algo por no producir nada. Sin embargo, cuando los niveles bajos de testosterona se revierten y se optimizan, sucede lo siguiente:

+ La masa ósea se regenera, que ayuda a detener y revertir la osteoporosis.
+ Los músculos se regeneran, que ayudan a detener y revertir la sarcopenia.
+ Mayor musculatura mejora la resistencia a la insulina, que ayuda a detener y a veces revertir la diabetes tipo 2.
+ Se suele controlar el peso, que ayuda a prevenir la grasa abdominal y la obesidad.
+ Se mantiene una actitud positiva, la cual ayuda a detener la depresión.
+ Se fortalece el corazón, y a su vez la testosterona suele ayudar a disminuir el colesterol malo (LDL, por sus siglas en inglés).
+ Se incrementan los niveles de energía, los cuales ayudan a detener la fatiga.
+ Suelen aliviarse los dolores musculares y óseos, que por lo general ayudan a detener o aliviar la inflamación muscular y de las articulaciones.
+ Se protege el cerebro, que ayuda a prevenir la demencia.

Incontables síntomas, enfermedades y dolencias se filtran en su cuerpo envejecido a medida que sus niveles hormonales decrecen. Aún si tuviera suficiente testosterona para encontrarse "dentro del rango" no alcanzaría para combatir muchas de estas afecciones. Solo al optimizar sus niveles de testosterona, su organismo tendrá la habilidad de recuperar aquello que necesita para tener una vida saludable.

En busca de resultados positivos

Cuando Elaine me visitó por primera vez, sus valores eran bastante bajos, tal como uno esperaría con alguien que lucha con la sarcopenia, la osteoporosis y otras afecciones. Sus valores de testosterona apenas alcanzaban los 12 ng/dL.

HECHO COMPROBADO

Las flexiones, las planchas, los abdominales, las sentadillas, la elevación de gemelos, trotar y caminar también pueden ser ejercicios de musculación (sin recurrir a las pesas).

En menos de seis meses, tras haber optimizado sus niveles de testosterona, su valor se ubicó en 94 ng/dL. Ahora bien, estos valores no significan mucho hasta que los compare con los valores de referencia y vea dónde se encontraba.

Los rangos pueden variar, pero entre 15 y 70 ng/dL suele ser normal para los niveles de testosterona de una mujer de su edad. ¡Con 12 ng/dL estaba prácticamente sin testosterona! ¡Mi intuición fue que se había quedado sin testosterona durante años! Cuando incrementamos sus valores a 94 ng/dL, su depósito quedó lleno, y eso marcó toda la diferencia. En resumen:

Punto de partida: 12 ng/dL (extremadamente bajo)

Rango normal: Entre 15 y 70 ng/dL (para la mayoría de las personas)

Casi seis meses después: 94 ng/dL (valores optimizados) (Observación: las personas con osteoporosis y sarcopenia necesitan niveles de testosterona ligeramente más elevados para revertir ambas patologías).

Además de optimizar los niveles hormonales de testosterona, también adoptó otros pasos que son necesarios para detener, remediar y ayudar a prevenir la sarcopenia. Entre ellos se encuentran:

Ejercicios de musculación: El entrenamiento de fuerza (entrenamiento de resistencia) utiliza pesas o máquinas y de manera progresiva aumenta la resistencia muscular. Esto incrementa su masa muscular, la cual lo protege contra la sarcopenia e incluso ayuda a revertir los efectos negativos de la misma.[22] El entrenamiento de fuerza mejora de manera significativa su estado físico, movilidad y salud ósea en general.[23]

Enzimas para una buena digestión: Las personas mayores de setenta y cinco años suelen necesitar enzimas para ayudarlos a digerir los alimentos adecuadamente, en particular las proteínas. El ácido hidroclórico con pepsinas es también útil. Asimismo, disminuir el nivel de estrés y aumentar la actividad favorecen una adecuada digestión.

Reducir la inflamación: La misma suele producirse como consecuencia de la medicación, infecciones crónicas y alimentos inflamatorios, así como el estrés excesivo. El estilo de vida de Elaine, junto con sus medicamentos y la falta de ejercicios, agravaban el problema. Emprender una dieta antinflamatoria como la dieta keto (consulte el apéndice F) puede significativamente reducir la inflamación.

Por lo general, quienes sufren de sarcopenia tienen también bajos otros niveles hormonales, como la hormona del crecimiento (HGH) y la dehidroepiandrosterona (DHEA).[24] Las mismas se incluyeron en la terapia de reemplazo hormonal de Elaine y optimizamos ambos niveles. Afortunadamente, más allá de la edad, cuando se optimizan los niveles hormonales, en conjunto con el ejercicio adecuado y los suplementos nutricionales necesarios, nuestro organismo puede recuperarse. Incluso por más devastadora que sea la sarcopenia, puede revertirse.

En el caso de Elaine, no solo la sarcopenia (y todos los síntomas relacionados a esta) se detuvo y comenzó a desaparecer, sino que también lo hizo la osteoporosis. Revirtió su curso sin medicamentos para la osteoporosis. Sus malestares y dolores también se disiparon y abandonó los fármacos antidepresivos. En la actualidad disfruta nadar en la piscina de su condominio y jugar con sus nietos. Es una mujer independiente y conduce su propio coche; y según mi parecer, puede seguir llevando este ritmo de vida por muchos años.

La historia de Elaine me ha tocado de cerca. Mi madre tiene ochenta años y desea poder quedarse en su propia casa y vivir una vida plena. Lo mejor que puedo hacer para asegurarme de que así sea es optimizar sus hormonas y animarla para que tome los suplementos necesarios, aumente su rutina de ejercicios y siga la dieta keto.

Mi madre también sufre de diabetes tipo 2 y la ha padecido desde hace muchos años; sin embargo, al optimizar sus niveles hormonales, logramos mejorar su resistencia a la insulina de manera considerable. Pero más importante aún, estamos revirtiendo su osteoporosis. Ha recuperado algo de masa muscular, y todos estos factores combinados contribuyen a prevenir la sarcopenia. ¡Optimizar los niveles hormonales realmente funciona de maravilla!

Solo una enfermedad de muchas

La sarcopenia es solo un ejemplo. Una de las muchas enfermedades que se propagan en la actualidad, tales como las enfermedades cardíacas, el colesterol alto, la obesidad, la fibromialgia, la diabetes tipo 2, la osteoporosis, el Alzheimer, la enfermedad de Parkinson, la demencia, el lupus, el cáncer de mama, entre otras. En mi opinión, la conexión es evidente: en todo el mundo, el índice de enfermedades incrementa, y nuestros niveles hormonales disminuyen.

La sarcopenia es una de las muchas enfermedades que todos quisieran evitar. Asimismo, es una enfermedad que puede detenerse y revertirse al optimizar los niveles hormonales, y el organismo ser restaurado. Con todos los síntomas y enfermedades que nos acechan, la respuesta sigue siendo la misma: la optimización de sus niveles hormonales.

Se siente bien esperar resultados prometedores, ¿no es cierto?

CAPÍTULO 7

RESPUESTAS SOBRE LA TERAPIA HORMONAL

LOS MÚSCULOS DE sus brazos eran prominentes. Eran el orgullo y alegría de Joe. Con casi sesenta años, podía superar sin dificultad a la mayoría de los otros policías en su departamento. No se consideraba abiertamente un fisicoculturista, pero hacía todo lo posible para aumentar sus niveles de testosterona, incluso otro doctor al otro lado de la ciudad le aplicaba inyecciones.

—Pero Dr., tengo algunos síntomas y me pregunto si puede ayudarme al respecto —me dijo la primera tarde que se presentó en mi consultorio.

Me preguntaba cuáles podrían ser esos síntomas. Lucía en excelente forma.

—En realidad es un tema del que preferiría no hablar, pero mi esposa me insistió —comenzó a decir—. Bueno, aquí va: no puedo mantener una erección. De hecho, he perdido por completo el deseo sexual. ¿Qué me está sucediendo? ¿Estoy haciendo algo mal?

Él estaba muy bien informado sobre su salud y sus niveles hormonales, así que le pregunté:

—¿Cuáles son tus valores de testosterona? ¿Y los de la testosterona libre?

—Mi testosterona supera apenas los 2000 y mi T libre está en 400 —manifestó con total naturalidad.

He oído acerca de fisicoculturistas con niveles de testosterona alrededor de 2500 y T libre mayor a 500. Yo no recomendaría estos valores, pero él se estaba atendiendo con otro doctor quien le prescribía la testosterona.

—¿Qué me dices de tus niveles de estradiol? —le pregunté.

—¿Qué cosa? —respondió—. Es un estrógeno, ¿cierto? No creo que tenga problemas al respecto.

LOS NIVELES DE JOE

El rango de testosterona en los hombres mayores de dieciocho años es: 264–916 ng/dL

Los niveles de testosterona optimizados deberían ser: 800-1100 ng/dL

Los niveles de testosterona de Joe: 2046 ng/dL

El rango de T libre en los hombres entre dieciocho y setenta es: 46-224 pg/mL

Los niveles de T libre optimizados deberían ser: 150-224 pg/mL

Los niveles de T libre de Joe: 400 pg/mL

El rango de estradiol en los hombres mayores de dieciocho años es: 20-70 pg/mL

Los niveles de estradiol optimizados deberían ser: 20-50 pg/mL

Los niveles de estradiol de Joe: 140 pg/mL

—Debemos observar tus niveles de estradiol, porque tus síntomas coinciden con los de alguien con niveles de estradiol elevados —le expliqué—. Solo por casualidad, cuando miras una película o lees un libro, ¿te sientes con ganas de llorar?

—De hecho, me he estado sintiendo más sentimental y emocional de lo normal y pensé que era algo extraño —se rio.

Se le solicitó un análisis de sangre, y una semana después regresó para una charla rápida.

—¿Estás preparado? —le dije con una sonrisa, sosteniendo su papeleo.

—Seguro. Puedo soportarlos —me respondió.

—Ok, hablando sin rodeos, tienes los niveles de estrógeno, el estradiol en particular, de una mujer joven. —Hice una pausa, permitiendo que asimilara mis palabras—. Tu nivel de estradiol es de 140 pg/mL, y el mismo debería encontrarse entre 20 y 70 pg/mL. En lo personal, recomiendo un rango entre 20 y 50 pg/mL.

—¿Qué significa y qué puedo hacer para solucionarlo? —me preguntó.

Nos tomamos algunos minutos y procedí a explicarle cómo los hombres comienzan a convertir la testosterona en estradiol a medida que envejecen, debido a una mayor actividad de la enzima aromatasa. Esto se pone de manifiesto en la grasa que habitualmente se localiza en el abdomen, busto, espalda, pecho y laterales. En el caso de Joe, la cantidad excesiva de testosterona se estaba convirtiendo en más estradiol de lo que normalmente estaba acostumbrado.

—¿Hay algo que pueda hacer al respecto? —reiteró, con un tono de preocupación en su voz.

—Por supuesto; de hecho, es bastante fácil de solucionar —le aseguré.

Necesitaba comenzar a tomar diindolilmetano (DIM), un suplemento natural hecho a base de brócoli, el cual actúa como un inhibidor natural de la aromatasa (reduce la conversión del estrógeno). Le sugerí que tomara 150 mg de DIM dos veces al día para disminuir su estradiol hasta un rango aceptable. Por lo general, funciona para la mayoría de los hombres que intentan bajar sus niveles de estrógeno.

La ventaja del DIM es que no provocará que los niveles de estrógeno disminuyan demasiado. Algunos inhibidores de la aromatasa, como el anastrozol (Arimidex), pueden causar que los mismos disminuyan a niveles perjudiciales para su salud, no así el DIM. Lo cierto es que todos necesitamos de los estrógenos, tanto los hombres como las mujeres, y el DIM disminuye los niveles de estrógeno en los hombres sin eliminarlos por completo. (Vea el apéndice F).

Joe comenzó a tomar 150 mg de DIM, después del desayuno y de la cena, y cuando controlamos su nivel de estradiol apenas seis semanas más tarde, el mismo era de 64 pg/mL. ¡Fue un gran descenso considerando su valor previo de 140 pg/mL! También le recomendé a Joe reducir la dosis de testosterona a la mitad de lo que venía tomando. ¿Y sus síntomas?

—¡Desaparecieron por completo! —expresó con una carcajada.

PREGUNTAS Y MÁS PREGUNTAS

Las hormonas se han visto atrapadas en un torbellino de confusión por más de un siglo. Por lo tanto, es lógico que susciten preguntas cuando se comienza a utilizar la terapia de reemplazo hormonal para el tratamiento de los síntomas, enfermedades y dolencias. Todas las preguntas se consideran importantes porque nadie desea hacer algo a ciegas, en especial cuando se trata de la buena salud y del goce de la vida. Las siguientes preguntas son algunas de las más comunes que surgen en torno a la terapia de reemplazo hormonal.

¿QUÉ SON LAS HORMONAS?

Se suelen describir las hormonas como mensajeras, ya que transmiten mensajes de una célula a la otra. Estos mensajes les comunican a las células qué hacer. Otra manera de verlo es imaginar las hormonas como las letras de esta oración. Cada letra ocupa el lugar correcto a fin de transmitir una idea. Si altera el orden, quita algunas letras o envía todas las letras al mismo tiempo, ocasionará un caos. Será un desastre, completamente inútil, ¡pero al menos las letras no lo perjudicarán físicamente! A nivel celular, cuando las hormonas mensajeras se ven afectadas de manera negativa, le causarán perjuicios reales que se manifestarán a través de los síntomas, las dolencias, las enfermedades crónicas y finalmente la muerte.

¿POR QUÉ NECESITAMOS DE LA TERAPIA HORMONAL?

El capítulo 4 responde esta pregunta de forma más exhaustiva, pero he aquí un resumen. Debido a cuestiones de salud, alimentación y elecciones sobre nuestro estilo de vida —aquello que tocamos, lo que comemos, los medicamentos que tomamos, carencias en nuestra dieta, el estrés— y el proceso de envejecimiento en sí mismo, con el paso del tiempo nuestros niveles hormonales se vuelven tan bajos que solemos desarrollar síntomas debilitantes, enfermedades y dolencias. Los niveles hormonales bajos causan fatiga y muchos otros síntomas, lo que a menudo significa que le abrimos las puertas a una multitud de enfermedades crónicas para entrar a nuestras vidas y, por consiguiente, necesitamos de la terapia de reemplazo hormonal.

¿NECESITO DE LA TERAPIA HORMONAL?

En lo individual, sus necesidades pueden diferir de las de otras personas, de las de sus padres, hermanos, hijos y otros miembros de la familia. Todos somos diferentes. Su cuerpo necesita niveles hormonales adecuados u optimizados para prevenir muchas enfermedades. Si ha desarrollado síntomas que están impactando su vida de forma negativa o intenta evitar ciertas enfermedades en un futuro, entonces la terapia hormonal es una gran respuesta.

¿SE CONSIDERA SALUDABLE LA TERAPIA HORMONAL?

Las hormonas bioidénticas son saludables y, de hecho, ¡beneficiosas para su organismo! Por ejemplo, la progesterona bioidéntica puede reducir el riesgo de cáncer,[1] tratar el síndrome premenstrual (SPM) y ayudar a las mujeres a conciliar el sueño. El estrógeno bioidéntico trata los efectos del envejecimiento y el estrés, los síntomas de la menopausia, la vaginitis atrófica y previene la osteoporosis. La testosterona bioidéntica ayuda de reconstruir el organismo de los factores del envejecimiento y del estrés; mantiene la masa muscular y ósea y la concentración mental; protege el corazón; mejora los niveles de colesterol; retrasa la diabetes y mantiene las funciones sexuales normales.[2] ¡Me apunto!

¿SE CREAN TODAS LAS HORMONAS POR IGUAL?

¡De ninguna manera! Todos los estudios importantes en materia hormonal que provocaron temor, engaño, mitos y fueron deficientes se han basado en los efectos colaterales negativos de las hormonas sintéticas. Se sorprendería de la lógica errónea que ha confundido al mundo acerca de las hormonas. ¡Imagínese decir que la imposibilidad de digerir una uva plástica del gabinete es motivo suficiente para dejar de comer uvas frescas! En términos sencillos, las hormonas sintéticas no son iguales a las hormonas bioidénticas. Recuerde, numerosos estudios han descubierto que la progestina sintética causa cáncer de mama, mientras que la progesterona bioidéntica en realidad previene el cáncer de mama. Las diferencias entre las hormonas sintéticas y las bioidénticas son sorprendentes.

¿SE REQUIERE UNA PRESCRIPCIÓN MÉDICA?

Sí, necesita una prescripción para comenzar con la terapia de hormonas bioidénticas; sin embargo, los suplementos y vitaminas están disponibles en cualquier tienda de alimentos saludables. Vea el apéndice F para un listado de suplementos que ayudan su salud hormonal.

¿CUÁNTO CUESTA?

Depende del tipo de terapia de reemplazo hormonal que elija realizar y la frecuencia de su dosis. Si necesita una dosis más alta con mayor frecuencia, el precio será más elevado. Los precios varían, pero los pacientes usualmente pueden esperar pagar desde $50 a $120 dólares al mes por la terapia de hormonas bioidénticas. Si considera solamente el ahorro en gasto de salud, le redituará grandes dividendos. Las compañías de seguros por lo general cubren algunos de los gastos. Las farmacias especializadas en la preparación de compuestos pueden elaborar la crema de testosterona mucho más económica que AndroGel, el cual es el gel de testosterona que la mayoría de los médicos recetan.

¿CUÁLES SON LOS DIFERENTES MÉTODOS DE APLICACIÓN DE LA TERAPIA HORMONAL?

Existen muchas maneras diferentes de introducir las hormonas en su organismo. Por vía oral (píldoras) es la más perjudicial ya que podría afectar el hígado y, por lo tanto, no es una opción. Otras alternativas (las cuales se analizarán más a fondo en los capítulos posteriores) incluyen:

- Inyecciones (se suelen aplicar en el muslo o nalga con una aguja muy pequeña)

- Cápsulas o *pellet* (se implanta una cápsula del tamaño de un grano de arroz en la zona de su cadera, normalmente, sin causar dolor).
- Parches (se colocan en sus brazos o piernas, como las vendas).
- Comprimidos sublinguales (estos se disuelven debajo de su lengua y rara vez afectan el hígado).
- Cremas o geles (se aplican en las áreas de su cuerpo sin vello; por ejemplo, detrás de la rodilla o los hombros).

Actualmente, las inyecciones y las cápsulas (*pellets*) son los mejores métodos para aumentar sus hormonas a un rango óptimo. Existe una crema nueva (llamada Atrevis) que libera testosterona a través de la piel, al utilizar tres potenciadores de penetración naturales. Los estudios demuestran que Atrevis puede liberar casi tres veces más de testosterona a través de la piel que otras cremas.[3] Esto permite obtener niveles óptimos que anteriormente solo podían lograrse con las cápsulas y las inyecciones.

¿CON QUÉ FRECUENCIA LA NECESITO?

La frecuencia de la aplicación dependerá de sus necesidades y del método que escoja. He aquí algunos parámetros normales:

- Las inyecciones pueden aplicarse día por medio o hasta una o dos veces por semana.
- Las cápsulas (*pellets*) se pueden implantar una vez cada tres a cuatro meses en las mujeres y una vez cada cinco a seis meses en los hombres.
- Las cremas y los geles pueden usarse una vez al día.

¿DÓNDE ENCUENTRO UN DOCTOR QUE REALICE EL REEMPLAZO HORMONAL BIOIDÉNTICO?

Existen directorios de doctores en línea quienes practican la terapia de reemplazo con hormonas bioidénticas. (Podrá encontrar una lista de sitios web útiles en el apéndice F). Probablemente, haya muchos doctores en su zona que practiquen dicha terapia con sus pacientes. Averigüe, busque en internet doctores locales y pregúnteles si utilizan hormonas bioidénticas en sus tratamientos. Quizás tenga que conducir un poco más lejos de lo que normalmente conduciría para visitar a su doctor, pero valdrá el esfuerzo. Asimismo, no se sienta presionado por llevar adelante solo una forma de tratamiento. Solicite toda la información pertinente, y escoja el método que más le convenga.

¿POR QUÉ OPTIMIZAR EN LUGAR DE EQUILIBRAR LAS HORMONAS?

Un equilibrio hormonal es ciertamente mejor que un desequilibrio hormonal, pero muchos síntomas suelen persistir incluso después de haber equilibrado sus niveles hormonales. No obstante, cuando optimiza sus niveles hormonales, aumentándolos al nivel en el que estaban cuando tenía veinte años, los síntomas por lo general desaparecen y las enfermedades suelen detenerse, revertirse o prevenirse. Asegúrese de que el doctor que le realice el tratamiento de reemplazo hormonal esté dispuesto a optimizar en lugar de solo equilibrar sus niveles hormonales. Considere optimizar todas sus hormonas. Asimismo, debería volver a controlar los niveles hormonales que estaban bajos después de seis a ocho semanas de la terapia hormonal y posteriormente, cada tres a seis meses a partir de entonces.

MIS HORMONAS ESTÁN "DENTRO DEL RANGO", PERO MIS SÍNTOMAS NO DESAPARECEN. ¿QUÉ DEBO HACER?

Necesita incrementar sus niveles hormonales, preferentemente a un rango optimizado. Esto comenzará a aliviar sus síntomas y con el tiempo los quitará por completo. Debido a que la mayoría de los doctores no abordan las cuestiones hormonales en absoluto o aguardan hasta que sus niveles hormonales estén por debajo de lo que se considera el rango "normal" (en tal caso lo más probable es que ya esté muy enfermo), tendrá que seguir buscando hasta que encuentre un doctor quien trate sus síntomas con la terapia de reemplazo de hormonas bioidénticas.

¿PUEDO AUMENTAR MIS HORMONAS DE FORMA NATURAL?

Las hormonas bioidénticas son naturales, pero si por "natural" se refiere a estimular sus niveles hormonales por medio de una dieta, nutrición, suplementos, ejercicios, mejoramiento del sueño y menor estrés, desde luego que puede. Tales principios para llevar una vida saludable incrementarán sus niveles hormonales en todos los aspectos. (Véase el capítulo 5). Cuanto más cuide de su salud, mejor. Pero, tal como hemos explicado, si no logra aumentar sus niveles hormonales (después de haber llegado al límite de una dieta, un estilo de vida y suplementos saludables) o si desea optimizar sus niveles hormonales por cuestiones de salud, entonces la terapia hormonal es la única manera de lograrlo.

¿ES LA NUTRICIÓN LO SUFICIENTEMENTE SÓLIDA PARA EQUILIBRAR SUS HORMONAS?

Desde luego, con una dieta y nutrición adecuadas, junto con algunos suplementos, es posible lograr un equilibrio hormonal por un tiempo, pero a medida que uno envejezca, los niveles finalmente disminuirán. Durante años, ayudé a los pacientes a equilibrar sus hormonas, pero puede ser costoso; y tomar entre diez y quince suplementos es demasiado para muchas personas. Pero ¿desea usted equilibrar u optimizar sus hormonas? Si quiere optimizar sus niveles hormonales, entonces la nutrición no suele ser lo suficientemente fuerte. Existe un gran poder en las hormonas. Estoy firmemente convencido de que necesita de la terapia de hormonas bioidénticas para optimizar los niveles hormonales. No hace falta decir que una parte en el proceso de optimizar sus hormonas incluye una adecuada dieta, nutrición, ejercicio, sueño, agua y menos estrés. (Estos constituyen seis de los siete pilares que expongo en mi libro *Los siete pilares de la salud*). Todo funciona en conjunto.

¿DEBO SEGUIR UNA DIETA LIBRE DE GLUTEN?

El gluten es una proteína que puede inflamar la tiroides y el tracto digestivo. La mayoría de los pacientes que se esfuerzan por optimizar sus niveles hormonales deben suprimir los alimentos con gluten. Los pacientes que sufren de la enfermedad de Hashimoto, definitivamente necesitan abandonar el gluten. Por tanto, pregúntese a sí mismo: "¿Estoy dispuesto a dejar las donas, los pretzels, las rosquillas, los panes, las galletas, las papas fritas, la pasta, etc. para ordenar mis hormonas?". De lo contrario, sin duda podrá *equilibrar* sus niveles hormonales; pero la *optimización* hormonal puede que requiera de una dieta libre de gluten.

¿QUÉ SON LAS "HORMONAS SEXUALES"?

Nuestro organismo cuenta con muchas hormonas, pero solo tres —la testosterona, el estrógeno y la progesterona— se consideran "hormonas sexuales" porque participan en la fertilidad y la sexualidad. Dichas hormonas también proporcionan una extensa lista de otros beneficios, tales como la pérdida de peso, el mejoramiento en la capacidad visual, el crecimiento de masa muscular, el fortalecimiento óseo, el mejoramiento del estado de ánimo y una mejor calidad de sueño. No todas las hormonas se consideran hormonas sexuales, y claro está que incluso las mismas tienen otras funciones más allá de las sexuales.

HECHO COMPROBADO

Se estima que los problemas relacionados con el estrés representan hasta el noventa por ciento de las consultas médicas.[4]

¿PUEDE EL ESTRÉS REALMENTE AFECTAR LOS NIVELES HORMONALES?

Desde luego que sí. El estrés puede ocasionar trastornos hormonales. Cuando el estrés no cesa, como en el caso de la preocupación crónica, ansiedad, enfermedad, dolor, depresión, fibromialgia, etc., la continua secreción de cortisol provoca que sus otras hormonas disminuyan, incluso las hormonas sexuales y las tiroideas. La disminución de los niveles hormonales naturalmente aumenta el riego de enfermedades, las cuales van precedidas de incontables síntomas negativos. El estrés excesivo o prolongado, como una enfermedad crónica, ansiedad, depresión, dolor crónico, un mal matrimonio y un empleo o viajes diarios estresantes, pueden causar que sus niveles de cortisol permanezcan elevados día tras día, año tras año. Cuando ello sucede, la producción de otras hormonas queda relegada a un segundo plano, y esto a su vez conduce a cada vez más trastornos y deficiencias hormonales. He descubierto que en las mujeres, la testosterona, la progesterona y la tiroides se ven especialmente afectadas por el estrés a largo plazo.

¿ES POSIBLE QUE MIS MEDICAMENTOS ESTÉN AFECTANDO MIS NIVELES HORMONALES?

¡Absolutamente! No solo es posible; es probable. Los fármacos que los doctores nos recetan para combatir los dolores, la depresión, el colesterol alto, el aumento de peso, la ansiedad, el insomnio, los sofocos, etc. no suelen solucionar la cuestión central que resulta de los niveles bajos de hormonas. Peor aún, los medicamentos que prescriben pueden disminuir sus niveles hormonales todavía más. Cuando los mismos se optimizan, es posible que muchos de los medicamentos ya no sean necesarios.

¿EXISTEN EFECTOS COLATERALES PROVENIENTES DE LA TERAPIA DE HORMONAS BIOIDÉNTICAS?

Puede que sí, pero son fácilmente tratables. (No es el caso de las hormonas sintéticas, ya que muchos estudios han revelado cuán perjudiciales pueden llegar a ser). Cuando converse con su doctor sobre el plan de la terapia de reemplazo hormonal, también se determinará el mejor método de aplicación. Llegado a ese punto, se abordarán los efectos colaterales, y usted sabrá qué hacer para evitar cualquier malestar. Un efecto secundario del estrógeno bioidéntico es el sangrado vaginal o los calambres, pero por lo general, no sucede si se toma la dosis adecuada de progesterona micronizada. Recuerde que la testosterona bioidéntica ayuda a proteger a las mujeres contra el cáncer de mama. El estrógeno bioidéntico no provoca el cáncer, pero podría alimentarlo. Antes de administrar el estrógeno bioidéntico en las mujeres, les solicito que se realicen una mamografía para detectar la presencia de células cancerígenas. Si la paciente tiene una mutación en los genes BRCA1 o BRCA2, no se le debería suministrar ningún estrógeno.

¿PUEDE LA TERAPIA DE REEMPLAZO HORMONAL CAUSAR CÁNCER, COÁGULOS SANGUÍNEOS, PÉRDIDA DE MASA ÓSEA O ACCIDENTES CEREBROVASCULARES?

Estos mismos miedos han resultado ser ciertos cuando se utilizan las hormonas *sintéticas*. No obstante, como he resaltado a lo largo del libro, numerosos estudios han comprobado que las hormonas bioidénticas —las cuales son idénticas a las hormonas que su organismo producía en abundancia cuando era más joven— ayudan a prevenir el cáncer, reducir el riesgo de coágulos sanguíneos, detener la pérdida ósea, restaurar la masa ósea hasta más de un ocho por ciento cada año, mejorar el flujo sanguíneo, disminuir la presión arterial, regenerar los músculos y hasta reducir el colesterol. Un estudio plurianual reciente reveló que los hombres mayores con un bajo nivel de testosterona y enfermedades coronarias preexistentes pueden reducir el riesgo de accidentes cerebrovasculares, ataques cardíacos e incluso la muerte con la terapia de testosterona.[5] He descubierto que el mismo resultado se aplica también para las mujeres.

¿ME AYUDARÁ LA OPTIMIZACIÓN HORMONAL A SUPERAR LA OBESIDAD?

Desde luego; ¡y es fácil de tratar! Las estadísticas indican que cerca del cuarenta por ciento de los hombres (y cabe decir lo mismo para las mujeres) son obesos, y la obesidad aumenta el riesgo de las enfermedades cardíacas, la diabetes tipo 2, la enfermedad de Alzheimer, la demencia, los accidentes cerebrovasculares, la disfunción eréctil, los trastornos autoinmunes, la artritis, la osteoporosis, la sarcopenia y muchas otras patologías, simplemente porque cuanto más obesa sea la persona, mayores serán los riesgos de enfermarse.[6] Los niveles de testosterona suelen ser bajos o subóptimos en las personas obesas; sin embargo, he descubierto que al tratar a mis pacientes obesos con la dieta keto (consulte el apéndice F) y una rutina de ejercicios, además de la optimización hormonal, el metabolismo mejora significativamente. Ello significa que las calorías se queman mientras la persona duerme. Y es más, ¡ahorra dinero! Las personas obesas gastan más de cien dólares por mes en gastos médicos que aquellas que no lo son.[7]

HECHO COMPROBADO

La obesidad no es lo mismo que tener sobrepeso; la obesidad se caracteriza por tener una acumulación excesiva de grasa. Una medida de la obesidad se determina mediante el índice de masa corporal (IMC), que se calcula dividiendo los kilogramos de peso por el cuadrado de la estatura en metros. Un IMC elevado puede indicar un nivel alto de grasa corporal, razón por la cual el IMC es una medida más exacta para la obesidad que para el peso. Los adultos con un IMC de 30 o superior se los considera obesos.[8] Muchos sitios web de organizaciones de la salud tienen calculadoras para determinar el IMC, a fin de ayudarlo a hacer la ecuación, como por ejemplo:

https://www.nhlbi.nih.gov/health/educational/lose_wt/BMI/bmicalc.htm for adults y https://www.cdc.gov/healthyweight/bmi/calculator.html for children and teens.

¿CÓMO PUEDEN LOS HOMBRES EVITAR QUE SUS NIVELES DE ESTRÓGENO AUMENTEN A MEDIDA QUE ENVEJECEN?

Todos los hombres deberían controlar sus niveles hormonales, en particular los niveles de estrógeno. (Lo invito a releer la historia de Joe que se encuentra al comienzo del presente capítulo). Pueden recurrir a la terapia de reemplazo hormonal en caso de ser necesario, pero por lo general, si se toma 150 mg de diindolilmetano (DIM) dos veces al día, los niveles de estrógeno disminuirán. El suplemento DIM se encuentra disponible en las tiendas naturistas.

¿DEBERÍAN LAS MUJERES QUE HAN TENIDO CÁNCER DE MAMA EVITAR LA TERAPIA HORMONAL?

La respuesta dependerá de cada doctor, pero yo prescribiría la crema vaginal de estriol (para protegerlas de vaginitis atrófica) y testosterona (la cual ayuda a prevenir el cáncer) si su oncólogo está de acuerdo. El estriol es el estrógeno más débil y tiene el menor efecto estimulante sobre las mamas y el útero. En Europa se ha utilizado el estriol durante muchos años y ha quedado demostrado que no promueve el cáncer de mama, sino que de hecho puede actuar de protección contra el mismo.[9] Este ha funcionado bien con muchas mujeres que tienen o tuvieron cáncer de mama, pero aún necesitan los beneficios que la crema de estriol y la testosterona aportan a sus organismos. Una cápsula (*pellet*) de testosterona con un inhibidor de estrógeno (Arimidex) funcionó de manera exitosa en la mayoría de mis pacientes con antecedentes de cáncer a de mama. Si una persona tiene cáncer de mama y desea alguna de las hormonas, el paciente debe obtener el permiso de su oncólogo. Algunos darán permiso otros no. También les proporciono artículos si están interesados.

¿PUEDE LA TERAPIA HORMONAL CAUSAR LA IMPOTENCIA MASCULINA?

Muchos medicamentos recetados causan impotencia en los hombres (disfunción eréctil), la cual se debate en otro apartado, al disminuir aún más los niveles de testosterona. El consumo de testosterona por lo general provocará el efecto contrario y puede eliminar por completo la disfunción eréctil. Asimismo, la optimización de los niveles de testosterona generalmente aumentará los niveles de energía, mejorará el metabolismo, lo ayudará a quemar grasas y a disminuir la presión sanguínea, mejorará la diabetes y lo sacará de la depresión. ¡No causa impotencia!

¿EXISTE UNA CONEXIÓN ENTRE EL CÁNCER DE PRÓSTATA Y LA BAJA TESTOSTERONA?

Los hombres con niveles bajos de testosterona (inferiores a 250 ng/dL) son dos veces más propensos a sufrir cáncer de próstata que aquellos que tienen los niveles de testosterona normales.[10] Algunos dicen que la testosterona baja protege a los hombres contra el cáncer de próstata, pero se ha demostrado justamente lo contrario.[11] Los niveles de testosterona elevados son más saludables para los hombres, en especial si les preocupa le próstata. Optimizar los niveles de testosterona con las hormonas bioidénticas no le causará cáncer de próstata. Uno de los urólogos más reconocidos del mundo, Dr. Abraham Morgentaler, coincide con este hecho.[12]

¿PUEDE LA TERAPIA HORMONAL PREVENIR LA ENFERMEDAD DE ALZHEIMER, LA ENFERMEDAD DE PARKINSON O LA DEMENCIA?

Creo que optimizar sus niveles hormonales constituye la manera más efectiva de prevenir, tratar e incluso a veces revertir las enfermedades relacionadas con la memoria. Los resultados en mis pacientes han sido sorprendentes, aunque es normal que varíen con cada persona. Si usted presenta algunos de estos síntomas o enfermedades, o trata de prevenirlos, entonces creo que optimizar sus hormonas es el mejor plan de tratamiento.

¿PUEDE LA TERAPIA HORMONAL DISMINUIR LOS NIVELES DE COLESTEROL?

Así es. Al optimizar los niveles hormonales de testosterona, de progesterona, de estrógeno y tiroideos, el colesterol malo tenderá a disminuir y el colesterol bueno a aumentar. Durante años, se ha demostrado que los valores tiroideos saludables disminuyen el colesterol total.[13] Es interesante notar que la optimización de los niveles tiroideos reduce el colesterol y disminuye la inflamación, precisamente lo que las estatinas deberían hacer.[14]

¿PUEDE LA TERAPIA HORMONAL AYUDAR A QUIENES SUFREN DE PREDIABETES O DIABETES TIPO 2?

Las personas con prediabetes y diabetes tipo 2 suelen tener bajos niveles hormonales. De hecho, los hombres que sufren de diabetes tipo 2 tienen el doble de posibilidades de tener niveles de testosterona bajos que sus contrapartes sin diabetes.[15] Los niveles hormonales bajos por lo general aumentan la resistencia a la insulina, lo que significa que esta no metaboliza correctamente los niveles de azúcar en la sangre. Asimismo, es un factor de riesgo para desarrollar obesidad, lo cual agrava el problema aún más. Las personas con prediabetes y diabetes tipo 2 también toman muchos medicamentos, que pueden reducir los niveles hormonales en mayor medida. He descubierto al tratar a mis pacientes, que optimizar los niveles hormonales, junto con la dieta keto y el ejercicio, tiene efectos formidables en la pérdida de peso, la hemoglobina, los niveles A1C y en revertir la resistencia a la insulina. Muchas veces, la prediabetes y la diabetes tipo 2 logran revertirse completamente en mis pacientes. Implica un mayor esfuerzo restaurar y revertir el daño si alguien ha sufrido de diabetes tipo 2 por más de quince años, pero aún puede lograrse.

¿PUEDE LA TERAPIA HORMONAL AYUDAR A TRATAR LA DEPRESIÓN?

¡Por supuesto! La hormona tiroidea T3 y la testosterona suelen ser la respuesta. La T3 es la hormona tiroidea de mayor utilización en el tratamiento contra la depresión.[16] Desde mi experiencia, la T3 les brinda a mis pacientes más energía, los ayuda a encontrar un equilibrio anímico, fortalece el sistema inmunológico, mejora la piel, agudiza la concentración, acelera el metabolismo, ayuda a perder peso, eleva la temperatura corporal, disminuye la presión arterial y el colesterol, entre otros beneficios. Asimismo, la testosterona también desempeña una función importante al ayudar a impulsar los niveles de dopamina, que contribuyen de manera significativa a combatir la depresión. ¡La depresión puede ser un recuerdo del pasado!

¿PUEDE LA TERAPIA HORMONAL MANTENERME ALEJADO DE LOS HOGARES DE ANCIANOS?

La mejor manera de evitar que lo envíen a un hogar de ancianos es mantener sus músculos fuertes y una mente lúcida. Las enfermedades como la sarcopenia, la osteoporosis y las patologías relacionadas con la memoria son los desencadenantes para admitirlo en una residencia para ancianos; sin embargo, he visto que es posible minimizar estas patologías y creo que con el tiempo descubriremos que pudieron prevenirse en los pacientes que han elegido optimizar sus niveles hormonales, en particular la testosterona.

¿SE CONSIDERA MORALMENTE INCORRECTO SOMETERSE A LA TERAPIA DE REEMPLAZO HORMONAL?

No, no se considera incorrecto recibir terapia de reemplazo hormonal. La misma es en función de las necesidades de su cuerpo. Cuando usted tenía veinte años, sus niveles hormonales eran mucho más elevados de lo que están ahora. Debido a diversos factores, como el envejecimiento, el estrés, los interruptores hormonales y las enfermedades, sus niveles hormonales se encuentran probablemente mucho más bajos de lo que alguna vez fueron. El tratamiento solo consiste en elevar sus niveles hormonales a los que tenía en el pasado. Eso es todo.

La terapia de reemplazo con hormonas bioidénticas puede ser precisamente lo que su cuerpo necesite.

Si está listo, ¡comencemos!

PARTE III
UNA VIDA MARAVILLOSA GRACIAS A LA TERAPIA HORMONAL

Esta tercera parte trata acerca de cómo los niveles bajos o subóptimos de ciertas hormonas pueden afectar su organismo y obligarlo a recurrir a un doctor, quien por lo general le prescribirá medicación para tratar sus síntomas en lugar de solucionar el problema de raíz. Asimismo, al optimizar sus niveles hormonales, descubrirá cómo detener los síntomas y muchas veces revertir la enfermedad.

CAPÍTULO 8

LA GLÁNDULA TIROIDES RESTABLECE SU METABOLISMO

JUNE SE DESCRIBIÓ a sí misma en un estado deplorable, con fatiga severa, depresión, lagunas mentales y manos y pies fríos permanentes. Se presentó en mi consultorio con tantos síntomas tiroideos que era como recomponer todas las piezas de un rompecabezas.

Afortunadamente, estaba dispuesta a hacer todo lo necesario para recuperar su salud. Lo lamentable era que había estado luchando contra estos síntomas durante muchos años, y al mismo tiempo se ocupaba de su familia y ayudaba a su esposo a manejar su negocio.

Decir que atravesó por increíbles obstáculos en cuanto a su salud sería un eufemismo. Si a las personas se las premiaran por vivir la vida a pesar de atravesar situaciones en apariencia imposibles, ella habría estado en la cima del podio. En lugar de aburrirlo con sus síntomas, lo animaré con sus resultados finales. Hoy es una mujer nueva.

- Sus lagunas mentales han desaparecido.
- Sus malestares y dolores son recuerdos del pasado.
- Su cabello recuperó el grosor.
- Muchas de sus arrugas desaparecieron, ya que su piel recuperó una apariencia más joven.
- Se encuentra llena de energía y ya no colapsa en la mitad de la tarde o después de la cena.
- Ya no necesita tomar antidepresivos.
- Sus manos y pies fríos recuperaron su temperatura.
- Las migrañas frecuentes desaparecieron.
- Perdió veinte libras (nueve kilogramos) porque a raíz de su energía comenzó a caminar, andar en bicicleta y asistir al gimnasio.

En su tratamiento se incorporó la tiroides natural disecada (NDT, por sus siglas en inglés), junto con algunos otros suplementos de venta libre. Tomaba la tiroides prescripta dos veces al día, una dosis antes del desayuno en ayunas y otra temprano por la tarde, nuevamente en ayunas.

La tiroides natural disecada puede sonar algo ominoso, pero simplemente se trata del tejido de la glándula tiroides proveniente del cerdo, la cual ha sido disecada y convertida en polvo. Desde finales del siglo XIX, cuando se creó por primera vez la NDT, resultó ser extremadamente efectiva en estimular los niveles tiroideos del organismo.

Uno de los factores que convierte la NDT en un complemento tan efectivo se debe al hecho de que contiene todas las hormonas tiroideas (T1, T2, T3, T4 y calcitonina) que su organismo necesita. Sobre todo, la proporción de la T3 a T4 de uno a cuatro es la misma que está en su cuerpo. Los medicamentos tiroideos sintéticos solo contienen la T4 (sin la T3 activa en absoluto) y se comercializa en comprimidos.

La mayoría de los síntomas como consecuencia de niveles tiroideos bajos, tales como la fatiga, las manos y pies fríos, las lagunas mentales, el debilitamiento del cabello, el estado de ánimo depresivo y el aumento de peso, se pueden muchas veces aliviar por completo con la tiroides natural disecada u otros medicamentos que contengan tanto la T4 como la T3. No obstante, dichos síntomas rara vez manifiestan mejorías cuando se prescribe la medicación estándar para la tiroides, la cual solo contiene T4, como es el caso de la levotiroxina o Synthroid.

He descubierto que la mayoría de los pacientes obtienen grandes resultados con los comprimidos de tiroides natural disecada por vía sublingual. Esto es lo que hizo June de manera exitosa. Los síntomas saludables que hoy la describen distan mucho de lo que solía ser. ¡Y está encantada de cómo se siente!

DONDE LAS CUESTIONES HORMONALES COMIENZAN

Cuando de hormonas se trata, la mayoría de las personas probablemente no piensen en la palabra *tiroides*. Sin embargo, es una de las hormonas principales —junto con las hormonas suprarrenales, el cortisol y la hormona sexual testosterona— y todas tienen una gran importancia en la restauración de la energía en el organismo. Existen muchas otras glándulas endócrinas (productoras de hormonas), tales como el hipotálamo, el páncreas, los ovarios, los testículos, la glándula pineal, la glándula pituitaria y la glándula paratiroides.

¿Recuerda todos los interruptores hormonales sobre los que hablamos anteriormente? Dichos interruptores (sustancias químicas, deficiencias, medicamentos, envejecimiento, etc.) pueden afectar todas sus glándulas endócrinas, que a su vez provocan un impacto negativo en sus niveles hormonales. Los síntomas que su organismo desarrolla (cansancio o aumento de peso) por lo general constituyen una manifestación de ese impacto.

HECHO COMPROBADO

De las decenas de millones de habitantes que sufren de enfermedades tiroideas en los Estados Unidos, el ochenta por ciento son mujeres.[1]

Las glándulas endócrinas segregan hormonas que son libradas directamente a la sangre, motivo por el cual los métodos de aplicación (por ejemplo, las inyecciones, los parches, las cremas, las cápsulas (*pellets*), los comprimidos sublinguales) resultan importantes para alcanzar niveles hormonales óptimos en la sangre.

De todas las glándulas, la glándula pituitaria es la que "mueve los hilos". La misma segrega la hormona estimulante de la tiroides (TSH), la cual provoca que la glándula tiroides produzca las hormonas tiroideas en la sangre. La tiroides sabe cuándo se ha producido suficientes hormonas tiroideas (para satisfacer las necesidades del organismo y del cerebro), y se lo comunica nuevamente a la glándula pituitaria. Este intercambio de información constituye una parte integral en la salud de su organismo.

Dichas hormonas tiroideas controlan la eficiencia y la velocidad con la que operan todas las células de su cuerpo.[2] Son extremadamente importantes, sensibles y complicadas, teniendo en cuenta todo lo que ocurre a nivel celular. De existir una mala comunicación entre las glándulas y las hormonas, se vería reflejado en la manera en que usted se siente. Aquí es donde las cuestiones hormonales comienzan.

¿Cómo abordar los síntomas?

Los doctores concuerdan con las funciones de la tiroides (regula los latidos del corazón, controla el metabolismo y la temperatura corporal, ayuda al crecimiento del cabello y uñas, restaura las células, lo ayuda a conciliar el sueño, etc.). Sin embargo, discrepan en cómo actuar ante la aparición de los síntomas.

Como sabrá por experiencia propia, la mayoría de los doctores buscan la manera de *remendar* (vendar, medicar, aliviar) sus síntomas. Lamentablemente, los médicos que procuran *solucionar* (detener, curar, eliminar) el origen de sus síntomas son muy pocos. Estas son las dos opciones principales, y como es su cuerpo, usted es quien elige. Si usted presenta síntomas hormonales, ¿querrá *remendarlos* o *solucionarlos*?

Para que conste, los trastornos relacionados con la tiroides no son una novedad. En la década del treinta, antes de la Segunda Guerra Mundial, se estimaba que el cuarenta por ciento de la población total sufría de problemas de tiroides.[3] ¿Y en la actualidad? Hasta el cuarenta por ciento de los estadounidenses todavía sufren de hipotiroidismo.[4] Me atrevo a decir que aproximadamente el cincuenta por ciento de la población adulta en los EE. UU. tiene niveles bajos o subóptimos de la hormona tiroidea; pero con todos los interruptores endócrinos que existen en la actualidad, puede que esté más cerca del sesenta por ciento.

¡Uno pensaría que después de casi un siglo de avances médicos tendríamos que haber hecho algún progreso! Para empeorar las cosas, estos porcentajes corresponden solo a los que padecen problemas de tiroides. Incluya las otras hormonas y el porcentaje de las personas con trastornos hormonales será aún más elevado. En lo personal, en mis treinta y cinco años de ejercicio de la medicina, podría afirmar que la mayoría de los pacientes que se acercan con un problema médico, también padecen de algún trastorno hormonal. Considere estos hechos:

+ Las enfermedades cardíacas suelen ser el resultado del hipotiroidismo.[5]

+ La mayoría de las mujeres con problemas de fertilidad también sufren de hipotiroidismo.[6]

+ Las personas con diabetes tipo 2 por lo general padecen de hipotiroidismo.[7]

+ Los alcohólicos suelen desarrollar hipotiroidismo.[8]

+ Las infecciones crónicas suelen ser un signo de hipotiroidismo.[9]

+ Si usted sufre de artritis, es probable que padezca de hipotiroidismo, y que sus glándulas suprarrenales también requieran asistencia.[10]

+ El hipotiroidismo desacelera cada sistema de su organismo.[11]

+ Si sus niveles de T3 se encuentran bajos, entonces es probable que sufra de colesterol alto.[12]

+ Es muy común tener las manos y los pies fríos, pero por lo general pueden asociarse con la función tiroidea lenta. El metabolismo no funciona correctamente, lo cual trae como consecuencia un aumento de peso.[13]

+ El treinta por ciento de las mujeres con diabetes tipo 1 padece de hipotiroidismo.[14]

Resulta evidente que remendar un síntoma no cura la enfermedad. Normalmente, suele agravar la situación, ya que la misma se torna aún más compleja con el tiempo.

No hace mucho, vino a verme una paciente quien padecía de la enfermedad de Hashimoto (la causa de la mayoría de los casos de hipotiroidismo). Durante años había sufrido de confusión, manos y pies fríos, depresión, ansiedad, adelgazamiento de cejas y la incapacidad de perder peso. Su doctor estuvo de acuerdo con que se trataba de la enfermedad de Hashimoto, pero aludía que sus valores tiroideos todavía estaban dentro del rango y que quería aguardar hasta que la situación se agravase antes de comenzar con algún tratamiento. Mientras tanto, el plan consistía en medicar los síntomas, lo cual explicaba sus numerosas prescripciones y la razón de la persistencia de los mismos.

Esta no era la manera de tratar el problema. Hasta que no se aborde el origen del trastorno hormonal, los síntomas continuarán y la enfermedad progresará.

¿CUÁLES SON SUS SÍNTOMAS?

Cuando se debate sobre los trastornos de tiroides, por lo general se habla de *hipotiroidismo*, pero también existe el *hipertiroidismo*. ¿Cuál es la diferencia? He aquí un breve análisis, así como los síntomas más frecuentes relacionados con cada enfermedad, para una mejor comprensión.

Hipertiroidismo

El hipertiroidismo se lo conoce como tiroides hiperactiva. ¡Piense en un gato que prueba la hierba gatera! Actúa de manera errática, tiene mucha energía, pero nada de concentración. Es interesante notar que la proporción de mujeres y hombres que sufren de hipertiroidismo es de nueve a uno.[15] Pero en general, muchas menos personas sufren de hipertiroidismo que de hipotiroidismo. Los síntomas de hipertiroidismo incluyen:

+ Fatiga

+ Bocio

+ Intolerancia al calor

+ Hipertensión

+ Pérdida de peso
+ Temblores
+ Sudor excesivo
+ Trastornos menstruales, flujo leve
+ Nerviosismo, palpitaciones[16]

Hipotiroidismo

El hipotiroidismo manifiesta una glándula tiroides hipoactiva. Piense en una babosa de jardín moviéndose lentamente, que sin hacer demasiado deja un desastre detrás de sí. Muchas más personas, tanto hombre como mujeres, sufren de hipotiroidismo. Los síntomas incluyen, pero no se limitan a:

+ Acné
+ Ansiedad y ataques de pánico
+ Laguna mental
+ Uñas quebradizas
+ Incapacidad para concentrarse
+ Síndrome del túnel carpiano
+ Deterioro cognitivo
+ Manos y pies fríos
+ Intolerancia al frío
+ Estreñimiento
+ Talones agrietados
+ Disminución del deseo sexual
+ Depresión
+ Labios con comisuras caídas
+ Párpados caídos
+ Piel seca, en particular en las manos, los pies, los codos y las rodillas
+ Expresión facial apagada
+ Canal auditivo seco, escamoso y con comezón
+ Secreción excesiva de cerumen
+ Fatiga
+ Acumulación de grasa en zona de clavículas
+ Retención de líquido
+ Caída de cabello
+ Enfermedades cardíacas
+ Hipertensión
+ Colesterol alto
+ Niveles altos de cortisol
+ Niveles altos de insulina
+ Voz ronca
+ Infertilidad
+ Insomnio
+ Irritabilidad
+ Dolor en las articulaciones
+ Baja temperatura corporal
+ Menstruación irregular
+ Migrañas
+ Abortos espontáneos
+ Dolores musculares
+ Debilitamiento muscular
+ Rostro hinchado
+ Zumbidos en los oídos
+ Hinchazón en párpados, piernas, pies, manos y abdomen
+ Adelgazamiento de cejas
+ Aumento de peso[17]

Si padece uno o dos de estos síntomas, entonces es probable que no sufra de hipotiroidismo. No obstante, en el caso de presentar varios de estos síntomas, quizás sea conveniente que se realice un análisis de la función tiroidea, en particular los niveles de la T3 libre. Cuando los pacientes comienzan a describir sus síntomas con frases como: "Estoy exhausto" o "No tengo fuerzas", indefectiblemente asienten con sus cabezas ante la mención de muchos otros síntomas. Gracias a Dios, todo esto se puede solucionar, no solo remendar.

¿CÓMO CONTROLAR LOS NIVELES DE TIROIDES?

Antes de programar un turno para un análisis de sangre, le sugiero que se controle en su hogar utilizando el método de la temperatura corporal basal. El Dr. Broda Barnes, uno de los principales especialistas de la glándula tiroides, utilizaba este método sencillo en sus pacientes, obteniendo una precisión asombrosa.

Durante varios días, cada mañana antes de levantarse de la cama, controle su temperatura corporal (con el termómetro debajo del brazo). Una temperatura corporal normal oscila entre 97,8 y 98,2 °F (36,5 y 36,7 °C); por lo tanto, si su temperatura promedio después de controlarla durante varias mañanas es menor a 97,8 °F (36,5 °C), su cuerpo está frío. Ello significa que tiene un metabolismo lento, el cual es una señal bastante clara de hipotiroidismo o una función tiroidea hipoactiva.

En lo que respecta a los análisis de sangre, existen varias pruebas que debería realizarse, entre ellas:

- T3 libre
- T4 libre (opcional)
- TSH
- T3 reversa (rT3)

Si su organismo está atacando la glándula tiroides (autoinmunidad), como ocurre con la enfermedad de Hashimoto, tendrá anticuerpos elevados; por lo tanto, también recomiendo analizar los anticuerpos peroxidasa tiroidea (TPO-Abs) y tiroglobulina (Tg-Abs).

HECHO COMPROBADO

Si presenta hinchazón en su rostro, mandíbula, párpados y en parte superior de sus brazos, haga la prueba usted mismo: presione sobre la piel del área afectada y luego retire su dedo. Si no ve una impresión, entonces puede que tenga mixedema o hipotiroidismo.

Si su doctor se rehusare a indicarle estos estudios, encuentre un doctor que esté dispuesto a hacérselos. (Consulte el apéndice F). ¿Por qué resulta tan importante realizarse los estudios correspondientes? Porque la elección de los análisis de laboratorio y sus rangos normales erróneos son los principales culpables de que los pacientes sean mal diagnosticados o no reciban el tratamiento adecuado.[18]

HECHO COMPROBADO

Según el National Institute of Diabetes and Digestive and Kidney Diseases (NIDDK) [Instituto Nacional de la Diabetes y las Enfermedades Digestivas y Renales] y los National Institutes of Health (NIH) [Institutos Nacionales de la Salud], el 4,6 por ciento de la población estadounidense mayor de doce años sufre de hipotiroidismo, aunque la mayoría de los casos son leves.[19]

Un rango bajo a un rango medio de los niveles tiroideos suelen asociarse con muchos de los síntomas que se enumeraron anteriormente en este capítulo y, para abordar dichos síntomas, necesitará una solución, no un remiendo. Ello significa que si usted tiene síntomas de hipotiroidismo, continúe presionando por respuestas hasta que las consiga.

Cuando menciona la necesidad de un análisis de tiroides, casi todos los doctores le realizarán un examen de la hormona estimulante de la tiroides (TSH). Algunos pueden que examinen su T4 libre, pero necesitará de los cinco exámenes para obtener un panorama preciso de su tiroides. Los endócrinos y la mayoría de los doctores consideran la prueba de TSH el patrón de referencia de los exámenes de tiroides; sin embargo, existen varios detalles que debe saber al respecto.

Dato: La TSH mide la glándula pituitaria.

Es cierto que la TSH mide la hormona estimulante de la tiroides, pero es técnicamente una hormona pituitaria. No tiene nada que ver con lo que ocurre dentro de sus células, por lo tanto, no puede reflejar de manera precisa qué sucede en su organismo, sino más bien qué sucede en su glándula pituitaria. La prueba de TSH mostrará que un pequeño porcentaje de personas tiene bajos niveles tiroideos, pero para la amplia mayoría, los resultados suelen ser "normales". Por lo general se recomienda un antidepresivo o alguna otra medicación.

El Dr. Mark Starr se aventuró a señalar: "No hay evidencia científica para sostener la afirmación de los doctores con respecto a que la prueba de TSH detecta el hipotiroidismo en la mayoría de los pacientes".[20]

Dato: La TSH carece de información.

Lamentablemente, la TSH no le proporcionará la información suficiente. Puede que experimente cada uno de los síntomas de la lista, pero si sus valores todavía se encuentran dentro del rango, la prueba TSH por lo general no le indicará que sufre de hipotiroidismo. Sin lugar a dudas, esto frustra a millones de personas cada año.

Según LabCorp, el rango normal en adultos es de 0.45 a 4.5 µIU/mL (microunidades internacionales por mililitro), pero he descubierto que si su TSH es superior a 1.0, lo más probable es que tenga algunos síntomas de disfunción tiroidea. Debido a la falta de información, puede sentirse terrible y sufrir decenas de síntomas, y aún tener un diagnóstico de tiroides normal.

Optimizar los niveles tiroideos puede revertir los síntomas, pero es posible que su nivel de TSH disminuya a 0.1 mIU/L o a un nivel inferior. Esto a su vez activará una señal de alerta en prácticamente todos los endocrinólogos, y puede que se lo califique en estado "hipertiroideo", lo cual es incorrecto. Este nivel de TSH "por debajo del rango" se suele encontrar habitualmente cuando se lo está tratando de manera óptima con medicación tiroidea natural.[21]

La optimización de los niveles tiroideos no le causará hipertiroidismo. La mayoría de los doctores cuando evalúen los resultados del análisis de TSH creerán que sí, pero esto justamente demuestra el punto en cuestión. Los niveles de T3 optimizados (con tiroides natural disecada) casi siempre disminuirá la TSH sin provocarle hipertiroidismo.

Un doctor convenció a uno de mis pacientes de abandonar el tratamiento de optimización por temor a la fibrilación atrial, un accidente cerebrovascular, un ataque cardíaco u osteoporosis. Ella renunció al tratamiento y rápidamente se volvió a sentir muy mal.

"Debilitará sus huesos" o "te volverás propenso a las fracturas" o "tendrás un ataque cardíaco o un accidente cerebrovascular" son mentiras; sin embargo, los pacientes tienen que elegir si desean sentirse formidables y vencer sus síntomas o sentirse mediocres y luchar contra sus síntomas para siempre.

He aquí la respuesta: si su nivel de TSH se encuentra por debajo del rango normal pero usted se siente bien, controle sus niveles de T3 libre. Si los mismos están dentro del rango, significa que no tiene hipertiroidismo, como muchos doctores y endocrinólogos asumirán.

Ahora bien, si sus niveles de T3 libre están muy altos y su pulso supera los cien o suda profusamente o tiene palpitaciones, entonces debería reducir la dosis. Esto ocurre en muy raras ocasiones. Por lo general, los valores de la T3 libre están dentro del rango y su cuerpo se siente increíble. Asegúrese de que su pulso en reposo permanezca inferior a cien, preferiblemente inferior a noventa.

TOTAL VERSUS LIBRE

Las hormonas tiroideas T3 y T4 tienen dos formas —libre y total— y existen diferentes pruebas para medir cada una de ellas. En ambos casos, el análisis en su forma *libre* mide solo la hormona tiroidea en su organismo, sin estar adherida a proteínas. El análisis en su forma *total* mide tanto las formas ligadas a proteínas como las formas libres de la hormona. La medición en su forma *libre* le dará un mejor panorama de su tiroides.

Dato: la TSH no mide la hormona tiroidea activa.

Para un gran número de personas con trastornos de tiroides, la cuestión reside en que sus organismos no producen suficiente T3 libre (la hormona tiroidea activa que desempeña una función fundamental en sus células). Si el nivel de TSH es alto (hipotiroidismo), la mayoría de los doctores le prescribirán una hormona tiroidea sintética que está compuesta únicamente de T4, a fin de normalizar (disminuir) su TSH. Sé que puede resultar confuso, pero si su TSH es alto, significa que tiene una función tiroidea lenta.

Sin embargo, el verdadero problema no es la T4; es la T3 libre, porque no está adherida a proteínas y puede fácilmente entrar a todas las células. La mayoría de las personas con hipotiroidismo no pueden convertir de forma adecuada la T4 en T3, así que arrojar más medicación de T4 a la mezcla no solucionará el problema. Para algunos, la T4 sintética los ayudará, pero para muchos otros solo hará que los síntomas persistan. La T4 sintética suele normalizar los valores de la TSH, pero no suele corregir todos los síntomas de una tiroides lenta.

Ello se debe a que la TSH es una hormona pituitaria y no una hormona tiroidea. Cuando la tiroides se encuentra afectada por la tiroiditis de Hashimoto o su funcionamiento es lento y no produce suficientes hormonas tiroideas, los niveles de TSH suelen elevarse. Es como si la glándula pituitaria le gritara a la glándula tiroides: "¡PRODUCE MÁS HORMONAS TIROIDEAS!".

La tiroides a su vez segrega más T4 (tiroxina). Sin embargo, la T4 es una hormona inactiva y necesita convertirse en T3 (la hormona tiroidea activa).

La T3 no debe estar adherida a proteínas para convertirse en T3 libre, a fin de que pueda ingresar a todas las células.

La mayoría de los doctores se basan en la prueba de TSH (recuerde, el rango normal para LabCorp es de 0.45 a 4.5 µIU/mL), y si los niveles de TSH superan los 4.5, el paciente tiene hipotiroidismo, y si los mismos son inferiores a 0.45, el paciente tiene hipertiroidismo. Lamentablemente, existen millones de pacientes con una tiroides lenta o subóptima que no reciben el tratamiento adecuado.

Vuelvo a reiterar, que medir el nivel de la T3 libre constituye un análisis mucho más preciso, y luego recomiendo optimizar dicho nivel a 3.5–4.4 pg/mL y, en ciertas oportunidades, ligeramente más alto. La T3 libre es la forma activa de la tiroides, que una vez optimizada, resuelve la mayoría de los síntomas del hipotiroidismo. Usted puede tener una T4 normal (la hormona tiroidea inactiva) y un nivel muy bajo de la T3 libre y aún tener un nivel de TSH "normal". La prueba de TSH no detecta a muchos pacientes que padecen de una función tiroidea lenta, perezosa y subóptima.

Como puede ver, es imposible que el análisis de la TSH proporcione un diagnóstico completo sobre su tiroides. Entonces, ¿para qué se utiliza la prueba de la TSH? La misma analiza su hormona pituitaria como parte del circuito hipotalámico entre la tiroides y la pituitaria, para que sepa si su glándula pituitaria está funcionando correctamente o no. Le será útil averiguarlo, pero no va a abordar sus otros problemas de tiroides en absoluto.

LA TIROIDES SINTÉTICA AL RESCATE

A fin de combatir el problema creciente de tiroides derivado de la deficiencia de yodo, la cual afecta cerca del cuarenta por ciento de la población mundial,[22] una compañía farmacéutica en los años noventa creó el Synthroid. Resultó ser, y aún continúa siendo, uno de los medicamentos más recetados en los Estados Unidos. En el 2016 fue la droga más recetada, con ciento veintitrés millones de prescripciones en dicho año.[23]

Cuando el Synthroid hizo su debut, la tiroides natural disecada ya se utilizaba ampliamente. Los dueños de Synthroid le pagaron a una investigadora para demostrar cuán superior era este medicamento a la tiroides natural disecada. La investigación reveló lo contrario, pero la compañía ocultó su historia e intentó desacreditarla. Finalmente, la verdad salió a la luz: la tiroides natural disecada (NDT) es más efectiva que el Synthroid.[24]

Una de las razones principales por la cual la NDT supera el Synthroid sintético se debe al hecho de que esta coincide con la proporción de uno a cuatro de T3 a T4 de su organismo. El único ingrediente del Synthroid es la T4 inactiva.

HECHO COMPROBADO

En mi opinión, la epidemia de obesidad le sigue a la epidemia de problemas tiroideos. Algunos argumentan que la epidemia de obesidad trae consigo una nueva ola de problemas hormonales, la cual también es cierto.

A fin de conceptualizar qué sucede con la T4 y la T3 a nivel celular, quisiera que imagine a un abuelo que tiene un don para construir casas para pájaros, las cuales son hermosas y coloridas y vienen en distintos tamaños. Pero supongamos que las construye y las guarda en su garaje. Una vez que llene dicho lugar, empieza a ocupar el ático, luego las habitaciones y con el tiempo ya no hay más lugar para otra casa para pájaros.

Lo que debería haber hecho es llevarlas afuera a fin de que las aves pudieran usarlas. El elemento activo, lo que hace que una casa para pájaros sea lo que es, se pierde cuando todo lo que uno hace es llenar su hogar con casas para pájaros. Llénelas con pájaros y rápidamente tendrá acción, propósito y vida.

Eso es la T4 para la T3. La T4 es un depósito, una pequeña unidad de almacenamiento, pero llenar su organismo con T4 no le proporcionará ninguna solución. Lo más probable es que necesite de la T3 activa. De hecho, su cuerpo requiere una proporción de cuatro a uno (T4 a T3). Es cierto, la T4 puede ser útil con algunos pacientes quienes son capaces de convertir la T4 a T3. No obstante, la mayoría de los pacientes no pueden hacer dicha conversión de forma óptima o adecuada, a causa de las deficiencias nutricionales, el estrés crónico, los medicamentos, las enfermedades, la dieta, el fluoruro, la edad, los interruptores hormonales, el cloro, etc.

Entonces, el Synthroid pasó a la ofensiva y perpetúa el engaño de que la tiroides disecada era poco fiable, inculcándoles a los pacientes el temor de que la dosis podría ser muy poca o demasiada. Con el paso del tiempo, quedó demostrado que la fórmula poco fiable era el Synthroid (la FDA, Administración de Medicamentos y Alimentos, ha quitado el producto del mercado varias veces por esta misma razón),[25] pero para el momento en que se dieron a conocer los hechos, los doctores en forma masiva ya habían sacado a sus pacientes de la tiroides natural disecada e indicado el medicamento Synthroid.

Adivine qué sucedió con los pacientes quienes habían estado controlando sus síntomas con la NDT. ¡Exacto! Es probable que todos sus síntomas negativos hayan regresado. Hablando metafóricamente, decenas de miles de casas para pájaros fueron sacudidas y devueltas al ático en todo el país. Miles de personas continuaron viviendo con fatiga, manos y pies fríos, lagunas mentales, aumento de peso y muchos de los otros síntomas asociados con el hipotiroidismo. El gozo y el placer de vivir fueron acallados, para dar lugar a una vida sombría y deprimente.

Uno pensaría que el hecho de que los síntomas de los pacientes regresaran tan pronto como remplazaron la tiroides natural por la sintética sería motivo suficiente como para influir en la opinión pública a favor de lo que realmente funciona. Uno creería eso, pero los doctores, los endocrinólogos y las compañías farmacéuticas sostuvieron que la tiroides sintética era la única salida. Aún hoy sigue siendo la preferencia estándar, pero encontrará cada vez más doctores que están utilizando la tiroides natural disecada para tratar el hipotiroidismo en los pacientes.

LAS RESPUESTAS SINTÉTICAS NO FUNCIONAN

Tras décadas de tratar con medicación que contiene la tiroxina sintética T4, se les ha dicho a los pacientes que sus síntomas persistentes son normales, como si no hubiera nada que usted pudiera hacer para curarlos. Abordar los trastornos de tiroides con el único enfoque de T4 trae como consecuencia varios síntomas. La lista es increíble.

Los síntomas asociados con los medicamentos que contienen exclusivamente T4 son:

+ Falta de resistencia
+ Falta de energía
+ Agotamiento
+ Necesidad de dormir siestas
+ Pesadez en los brazos después de una actividad
+ Depresión
+ Manos y pies fríos
+ Colesterol alto
+ Estreñimiento
+ Heces duras y redondas
+ Adelgazamiento de cejas
+ Cabello y piel secos
+ Talones agrietados
+ Caída y debilitamiento de cabello

+ Uñas rugosas
+ Falta de concentración
+ Olvido/confusión
+ Aumento de peso
+ Falta de deseo sexual
+ Irritabilidad
+ Períodos menstruales abundantes
+ Incapacidad para concebir
+ Dolor de huesos, músculos y articulaciones
+ Piel delgada
+ Zumbido en los oídos
+ Pérdida de apetito
+ Intolerancia al frío[26]

Tal como lo supuso; no hubo grandes cambios. Aquello que su organismo necesita es la cantidad adecuada de T3 activa, la cual se encargará de la mayoría de los problemas asociados con el hipotiroidismo, incluso todo lo relacionado con esta lista de síntomas producto del consumo exclusivo de T4.

Una de las razones principales de por qué el enfoque exclusivo de T4 no arroja resultados positivos se debe a que un exceso de T4 suele causar que su organismo produzca T3 reversa (rT3) de las hormonas T3 activas, en un esfuerzo por eliminar el exceso de T4.[27] Ello significa que su organismo elimina el exceso de T4 al desechar su T3 saludable y activa. Con la analogía de la casa para pájaros, la rT3 cierra sus puertas por completo. Todo lo que puede hacer en este punto es deshacerse de las mismas. Lo único bueno de la rT3 es que usted despeja la casa a fin de tener más lugar, pero la mala noticia es que las casas de pájaros que arrojó a la basura no podrán volver a utilizarse.

El exceso de T4 por lo general significa mayor rT3; sin embargo, su organismo requiere aproximadamente una proporción de veinte a uno de T3 libre a rT3 o mayor. Cuando se encuentra por debajo de esta proporción, suele comenzar a desarrollar los síntomas que se mencionaron en la lista del consumo exclusivo de T4. Si no se logra un equilibrio de T3 libre a rT3 (una proporción menor a veinte a uno), aparecerán las enfermedades crónicas. En este caso hablamos de la fibromialgia, la fatiga crónica, la obesidad, la diabetes tipo 2, los síndromes de dolores crónicos, etc. Las enfermedades crónicas, por lo general, ocasionan que este desequilibrio se agrave aún más con el paso del tiempo.

Una alta concentración de rT3 no es un tema menor; sin embargo, ¡la prueba de TSH le mostrará como resultado un "rango normal"! Es por ello por lo que necesita que se analicen la rT3 como también la T3 libre. Al conocer ambas, podrá entonces calcular la proporción. A fin de poder calcular la proporción de T3 libre/rT3, necesita dividir su T3 libre por la rT3 (T3 libre ÷ rT3). Dicha ecuación le mostrará su proporción de T3 a rT3. Asegúrese de seleccionar las unidades de medida correctas para ambos T3 y rT3 libres.

La zona hormonal para la salud de la tiroides

La zona hormonal para su tiroides está bastante bien definida. Los objetivos son los siguientes:

- ✦ Maximizar la conversión de T4 en T3.
- ✦ Disminuir la rT3 para mantener la proporción de veinte a uno de T3 libre a rT3 o una proporción mayor.

Cuando así suceda, todos los síntomas de hipotiroidismo por lo general se detendrán, retrocederán o desaparecerán. Al optimizar sus niveles tiroideos, todas estas piezas se unen. La conversión de T4 en T3 es suficiente, la proporción de T3 a rT3 es de veinte a uno o más alta y usted tiene una gran cantidad de T3 activa funcionando en su organismo.

Si usted continúa presentando síntomas, quiere decir que aún no ha optimizado su tiroides en uno u otro nivel. Es tan simple como eso.

En mi caso, mi glándula tiroides lenta me ocasionó lagunas mentales, manos frías, pies fríos, falta de energía y siestas vespertinas; no obstante, todos estos síntomas desaparecieron cuando aumenté mi T3 libre de 2.5 pg/mL a 4.0 pg/mL. El rango normal es de 2.0 a 4.4 pg/mL, y yo desde el principio me mantuve dentro del rango normal, pero los síntomas persistieron hasta que optimicé específicamente mis niveles de T3.

Maximizar la conversión de T4 en T3 por más T3 activa

A los pacientes que necesitan aumentar sus niveles de T3 libre (al maximizar el proceso de conversión de T4 en T3) les indico el tratamiento con tiroides natural disecada y vuelvo a revisar su T3 libre en dos a cuatro semanas. Si los niveles mejoraron, por lo general se sienten mejor, más animados y felices. Dicho aumento se realiza de manera paulatina. "Comience despacio y avance lentamente" es el mejor método.

Les pido a los pacientes que controlen su pulso a diario como también su temperatura corporal, tanto por la mañana como por la noche. Si el pulso supera los cien, suelo disminuir la dosis de tiroides y continúo monitoreando la T3 libre.

Los pacientes mayores de sesenta y cinco años y todo aquel que padezca de alguna enfermedad cardíaca deben comenzar muy lentamente y continuar así en cuanto a su tiroides; de lo contrario, cambiar de una dosis pequeña a moderada podría afectar el corazón.

Una paciente de noventa años tenía una T3 libre de 1.2 y la TSH normal. Lentamente incrementé la dosis de la tiroides, y su T3 libre a 2.2. Cuando intenté aumentársela un poco más, su pulso subió a 120, así que tuve que reducirla y de esta manera se siente muy bien.

Después de algunas semanas o meses, si no hay muchos cambios en cuanto a los síntomas, procedemos a revisar la rT3. Es posible que la rT3 esté bloqueando la conversión de T4 en T3.

El proceso general de aumentar la T3 libre activa es bastante sencillo, aunque muy efectivo. La T3 libre es activa y desempeña una función vital en su salud, por lo tanto, cuando los valores aumentan, su cuerpo suele sentirlo.

Para mayor información, consulte el apéndice D: "¿Cómo maximizar la conversión de T4 en T3?".

Disminuir la rT3

Para disminuir la rT3 de su organismo, solo necesita tomar liotironina, un tipo de hormona T3. No necesitará más T4, ya que tiene T4 en exceso. Tomando solamente la T3, automáticamente comenzarán a bajar sus niveles de T4 y a su vez disminuirá la rT3. (Puede encontrar un médico conocedor en este campo en el apéndice F).

Recomiendo comenzar con 5 mcg (microgramos) de T3 (liotironina) dos veces al día (si su organismo es delicado, puede que tenga que comenzar con 2.5 mcg) y aumentar la dosis lentamente cada tres a cuatro días hasta llegar a los 25 mcg dos veces al día; luego permanezca con esa dosis por tres meses aproximadamente. Controle su pulso entre dos y tres veces por día durante todo el proceso. Asegúrese de que su pulso no supere los cien mientras está en reposo y de no presentar palpitaciones o latidos cardíacos irregulares. Si esto sucede, reduzca la dosis, lo cual corregirá el problema. Permanezca bajo el cuidado de un médico quien conozca cómo reducir la rT3 utilizando este método.

Tome un multivitamínico además del suplemento de selenio (100-200 mg una vez al día). Aliméntese según la dieta keto (consulte el apéndice F) o se recomienda una dieta antinflamatoria y libre de gluten. Para mayor información, consulte el apéndice E: "¿Cómo disminuir los niveles de rT3?" y el apéndice F para localizar un médico.

LOS NIVELES TIROIDEOS OPTIMIZADOS

Los exámenes recomendados y los rangos normales son los siguientes:

> T3 libre: 2.0–4.4 pg/mL
>
> T4 libre: 0.8–1.8 ng/dL (opcional)
>
> TSH: 0.45–4.5 mU/L
>
> rT3: inferior a 15 ng/dL
>
> Anticuerpos—TPOAbs o TgAbs: 10–20 IU/ml

Cuando se optimizan sus niveles tiroideos (se los lleva a los rangos superiores), sus valores se acercarán a los siguientes:

> T3 libre: 3.5–4.4 pg/mL
>
> T4 libre: 1.2–1.8 ng/dL (opcional)
>
> TSH: 0.1–1.0 μIU/L o inferior

rT3: inferior a 15 ng/dL (sobre la base de una proporción de veinte a uno)

Anticuerpos—TPOAbs o TgAbs: inferior a 10 IU/ml

Proporción de T3 libre a rT3: veinte a uno o superior

En mi opinión, los valores más relevantes para conocer, seguir y manejar con respecto a la tiroides son los niveles de la T3 libre, rT3 y TPO. Por lo tanto, los análisis de la T3 libre y la rT3 son fundamentales. La mayoría de los doctores ni siquiera analizan esos valores, por tanto, asegúrese de solicitarlos.

El hipotiroidismo o la deficiencia de sus niveles tiroideos afecta a muchos de nosotros, lo cual significa que probablemente pueda sentirse identificado con varios de los síntomas enumerados anteriormente en este capítulo. Gracias a Dios, ¡tiene solución! Los síntomas no tienen que definir su vida.

CAPÍTULO 9

RESTAURACIÓN DE LA FUNCIÓN SUPRARRENAL

En mi libro *Stress Less* [*Menos estrés*], cuento la historia de una casa a orillas de un lago que tenía mi familia hace años. Cuando la vendimos, mi hijo y mi sobrino (adolescentes en esa época) acompañaron a mi esposa a buscar un bote de pedales que habíamos dejado en la casa de un vecino.

Era una tarea sencilla, pero cuando llegaron, el pitbull de un vecino comenzó a ladrarles ferozmente desde un balcón en el segundo piso. Cuanto más se acercaban, más enloquecía. Finalmente, el perro saltó por encima de la baranda al suelo y comenzó a correr a toda velocidad hacia ellos en un ataque de rabia.

Mi hijo corrió hacia el muelle y saltó al lago. El perro lo siguió y nadó hacia él. Rápidamente, mi hijo se quitó un zapato y le pegó en la cabeza al perro varias veces. Al final, el perro se sintió frustrado y nadó hacia la orilla.

Mi sobrino —que era robusto y fuerte, y aspiraba a ingresar a la Infantería de Marina— estaba de pie en la orilla. No bien el pitbull salió del agua, corrió tras mi sobrino. Él también se puso a la defensiva y se preparó para atacar. Cuando el perro se abalanzó sobre él, le pegó en la cabeza con el puño. El perro sacudió la cabeza y volvió a atacar una y otra vez. A la larga, el perro logró morderle el muslo.

En ese momento Mary comenzó a gritar:

—¡No lo mires a los ojos! ¡No lo mires a los ojos!

Había visto un especial en televisión unas semanas atrás en el cual explicaban que, ante el ataque de un perro, nunca había que mirarlo a los ojos. Eso suele enfurecerlos. En cambio, hay que mantener las extremidades pegadas al cuerpo, darse vuelta y evitar el contacto visual. Al menos, eso había dicho el narrador.

El perro soltó la pierna de mi sobrino y cruzó el jardín hacia mi esposa, que estaba a unas 50 yardas (45 metros) sobre una pequeña colina. ¿Qué debía hacer? ¿Correr? ¿Saltar al lago? ¿Pegarle al perro? Con la esperanza de que la información del documental fuera cierta, pegó los brazos al cuerpo y se dio vuelta para darle la espalda al perro. El perro corrió a su alrededor mientras ladraba y gruñía en un intento por hacer contacto visual, pero ella siguió girando para no mirarlo a los ojos.

A los pocos minutos, que parecieron horas, llegaron la Policía y varios vecinos, quienes lograron contener al perro. Luego, Mary trajo a todos directo a mi consultorio. Mi sobrino tenía algunos cortes superficiales. Los limpié y los cubrí con una venda.

Noté que los jóvenes bromeaban entre ellos, se reían y hablaban de la locura que acababan de vivir y de cómo habían logrado escapar. Usaban palabras como "genial" y "fantástico" para describir la terrible experiencia que acababan de vivir. Verifiqué que la presión arterial y la frecuencia cardíaca fueran normales.

Mary, en cambio, no usaba esas palabras para describir el calvario que acababan de vivir. Se quedó sentada en una silla temblando. Tenía los brazos pegados al pecho, en la misma posición que mantuvo para evitar el contacto visual con el pitbull, los puños cerrados, y la presión arterial y la frecuencia cardíaca altas.

—Intenta relajarte —le dije.

—No puedo —me contestó.

—Salió todo bien —la animé.

—Lo sé —reconoció—, pero no puedo dejar de visualizar cómo corrió hacia mí y todavía escucho su gruñido.

Su comentario hizo que reflexionara sobre sus reacciones. Cuando nos enfrentamos a un peligro repentino, nuestra respuesta natural es pelear o huir. El cuerpo produce más adrenalina y nosotros actuamos.

• Mi hijo salió corriendo. Esa fue su respuesta, y esa acción consumió la adrenalina, la principal hormona del estrés. Su cuerpo pudo restablecer su mecanismo de respuesta al estrés. Estaba bien. Su cuerpo lo reflejaba.

• Mi sobrino se defendió. Esa respuesta también consumió el exceso de adrenalina. Su mecanismo de respuesta al estrés también se restableció.

• Pero Mary no peleó ni huyó. Por el contrario, se quedó de pie en el lugar. Es probable que, si corría o se defendía, el perro la atacara. Por su propia seguridad, su elección de seguir las indicaciones del documental y evitar el contacto visual directo la protegió.

Sin embargo, cuando el pitbull centró su atención en ella y comenzó a correr hacia ella, su cuerpo produjo más adrenalina. Como no se defendió ni salió corriendo, la adrenalina permaneció en el cuerpo e hizo que su respuesta al estrés estuviera dominada por el sistema simpático como si fuera el acelerador de un auto que quedó adherido al suelo. Varias horas después del ataque, seguía sumergida en esa mezcla de adrenalina y cortisol. Su mecanismo de respuesta al estrés no pudo restablecerse porque nunca se apagó y solo revivía el ataque.

Lo que hizo que esta experiencia fuera todavía más interesante fue que teníamos planeado viajar en un crucero la semana siguiente. Durante los primeros días en el crucero, se sentaba en la silla con los puños cerrados y los brazos hacia arriba.

—Mary, tienes que relajarte.

—Vaya, no me di cuenta de lo que estaba haciendo —me respondía.

Esta escena se repitió varias veces.

Durante la semana a bordo del barco, fuimos a clubes de comedia, hablamos con amigos y disfrutamos del tiempo juntos. Finalmente, comenzó a relajarse; en especial, luego de un masaje con piedras calientes.

También hablamos sobre el tema. Se replanteó la situación. En lugar de pensar "Casi me mata un perro", se replanteó la situación y pensó "Gracias, Dios, por protegerme y protegernos a todos, y por mostrarme ese documental de televisión semanas antes del ataque".

Relajarse y replantearse la situación la ayudó a restablecer su mecanismo de respuesta al estrés. Si no hubiese hecho eso probablemente habría desarrollado trastorno de estrés postraumático (PTSD, por sus siglas en inglés). Le llevó una semana alcanzar el mismo estado al que llegaron mi sobrino y mi hijo menos de una hora después de los ataques. Me pareció que valía la pena volver a compartir esa historia en este capítulo porque muestra perfectamente la importancia del estrés en nuestra vida diaria.

LAS HUELLAS DE LA ADRENALINA

No todos han escuchado hablar sobre las glándulas suprarrenales, pero todos han escuchado hablar sobre la adrenalina. Esta famosa hormona que produce la reacción de lucha o huida (también llamada epinefrina) le da al cuerpo y a los músculos un estímulo (aumenta el torrente sanguíneo, el bombeo cardíaco y la glucemia y produce la dilatación de la pupila) cuando realmente lo necesita. La sangre se aparta de la piel y el tubo digestivo y se concentra en los músculos y el cerebro.

Las glándulas suprarrenales (hay dos de ellas, justo por encima de los riñones) no solo producen adrenalina, sino que también producen cortisol, entre otras hormonas. El cortisol cumple una función muy importante en el sistema endocrino.

A primera vista, parece muy sencillo diagnosticar trastornos de la glándula suprarrenal. El exceso de cortisol puede causar síndrome de Cushing y la producción escasa de cortisol puede causar la enfermedad de Addison.

+ **Síndrome de Cushing:** Algunos de los síntomas son obesidad central; rostro redondo y rojo; presión arterial alta; acné; sarcopenia; osteoporosis; piel delgada; síndrome premenstrual; fluctuaciones del humor; fatiga crónica; migraña; y otros. La causa del síndrome de Cushing suele ser un tumor en las glándulas suprarrenales o el uso de medicamentos similares a la cortisona.

HECHO COMPROBADO

JFK sufrió de la enfermedad de Addison.

+ **Enfermedad de Addison:** Los síntomas avanzan lentamente con el paso del tiempo y, entre ellos, se encuentran la pérdida de peso, debilidad muscular, dolor en los músculos o articulaciones, manchas oscuras en la piel (o incluso en las encías), presión arterial baja, náuseas, libido baja y desmayos. La causa de la enfermedad de Addison: tuberculosis, infecciones de las glándulas suprarrenales, propagación del cáncer a las glándulas suprarrenales, o más comúnmente, enfermedad autoimmune.

El cortisol se produce para ayudar al cuerpo a responder ante el estrés. Aumentos pequeños de cortisol suelen generar una explosión de energía, mejorar la memoria y la inmunidad e, incluso, disminuir la sensibilidad al dolor. La respuesta al estrés puede haber producido adrenalina para seguir adelante, pero el cuerpo necesita cortisol para responder al estrés de una manera saludable. Nadie debería permanecer en un estado de alerta (¿escuchó hablar del término *adicto a la adrenalina?*) porque eso no es saludable.

Muy pocas personas sufren de la enfermedad de Addison o del síndrome de Cushing. Por este motivo, es probable que no necesite preocuparse por ninguno de estos trastornos. Ambas enfermedades son tratables mediante la optimización de los niveles hormonales y la corrección del problema subyacente, en caso de que necesite enfrentar cualesquiera de ellas. Si el síndrome de Cushing o la enfermedad de Addison no son motivo de preocupación para la gran mayoría de los estadounidenses, ¿por qué las glándulas suprarrenales —y, específicamente, la hormona cortisol— son tan importantes? Las glándulas suprarrenales son vitales porque el efecto continuo y a largo plazo que pueden generar al producir cortisol de manera excesiva durante el día ante situaciones de estrés menores puede, con el tiempo, perjudicar y destruir el cuerpo.

Hace muchos años, algunos investigadores escribieron que una sobreproducción leve de cortisol por parte de las glándulas suprarrenales, sin ningún síntoma perceptible, era más común que el síndrome de Cushing o la enfermedad de Addison.[1] Tenían razón en que estos trastornos no son muy comunes, pero estaban muy equivocados al afirmar que una sobreproducción leve no dejaba ningún síntoma evidente. Esas son las huellas de la adrenalina que llevan a millones de personas por un sendero que les arruina la salud.

LA FUNCIÓN DE LAS GLÁNDULAS SUPRARRENALES EN SU SALUD

Llegué a la siguiente conclusión con relación a las glándulas suprarrenales, las hormonas y la salud en general: nunca logrará el equilibrio —y mucho menos optimizará— las demás hormonas hasta que logre el equilibrio de las hormonas suprarrenales. Es muy simple, la salud hormonal requiere glándulas suprarrenales sanas. Esto se debe a que una función suprarrenal deficiente puede empeorar sus trastornos hormonales y retrasar todo progreso que pueda estar haciendo. A veces, las glándulas suprarrenales son la raíz del problema; pero, en general, actúan como combustible o acelerador de un fuego que ya está en llamas. Suelen empeorar la situación, y apagar el fuego con combustible no es una buena estrategia.

HECHO COMPROBADO

La fatiga suprarrenal presenta síntomas similares a los de la enfermedad de Addison, pero suelen ser más leves.

La mayoría de los médicos ni siquiera analizan las glándulas suprarrenales. Esto explica por qué muchos trastornos suprarrenales se pasan por alto. Cuando la decisión es tratar un problema solo cuando es lo suficientemente grave, entonces, hacer un examen suprarrenal tiene poca importancia. Cuando la decisión es solucionar o prevenir un problema en lugar de ponerle un parche o taparlo, analizar las glándulas suprarrenales puede aportar claridad sobre los síntomas y posibles trastornos hormonales.

Como ya mencioné brevemente, las glándulas suprarrenales producen adrenalina y cortisol para que el cuerpo responda ante el estrés. Pero la exposición prolongada al cortisol tiene un impacto negativo en el cuerpo y está relacionada con lo que expuse en el capítulo anterior sobre las hormonas tiroideas y con lo que explicaré más adelante sobre otras hormonas. Se lo explicaré.

1. El cortisol excesivo bloquea la conversión de T4 en T3. Sí, leyó correctamente. El proceso de conversión vital que le da al cuerpo su tan necesaria hormona tiroidea activa T3, a veces, se lentifica considerablemente por el exceso de cortisol que hay en el sistema. Literalmente, puede padecer hipotiroidismo con todos sus síntomas desagradables solo porque las glándulas suprarrenales producen demasiado cortisol.

2. El cortisol excesivo aumenta la producción de rT3. Aumentar la producción de rT3 en el cuerpo destroza la proporción de veinte a uno de T3 libre en relación con la rT3 y, como consecuencia, la glándula tiroidea se enferma. Y luego aparecen los síntomas desagradables del hipotiroidismo y de las enfermedades crónicas. Por supuesto, eso solo empeora la situación.

3. El cortisol excesivo disminuye la testosterona. ¡Esta también es una gran noticia! En los capítulos siguientes, me referiré a la importancia de la testosterona tanto para los hombres como para las mujeres; pero, por ahora, alcanza con mencionar que bajo ningún concepto quiere que los niveles de testosterona bajen. Los síntomas de la testosterona baja son de los peores.

4. El cortisol excesivo aumenta la conversión de testosterona en estrógeno. Sin dudas, los hombres no quieren tener más estrógeno en el cuerpo, pero tampoco las mujeres quieren que este tipo de estrógeno aumente. El tipo de estrógeno que se genera es, en general, estrona. Esta hormona —también conocida como "estrógeno de señora mayor"— suele generar más grasa abdominal y aumento de peso. El equilibrio entre la testosterona y el estrógeno es fundamental tanto para los hombres como para las mujeres, pero el cortisol lo arruina todo. Me referiré al estrógeno en hombres y mujeres en los capítulos siguientes.

Como la mayoría de las hormonas funcionan en un cielo de retroalimentación, cuanto más bajo sea el nivel hormonal, más cortisol produce el cuerpo; y, a mayor cantidad de cortisol, más trastornos se generan en las otras hormonas.

Este círculo vicioso no tiene fin, pero las glándulas suprarrenales no pueden mantenerlo activo indefinidamente. La sobreproducción de cortisol, a la larga, desgasta las glándulas suprarrenales, y esto causa la fatiga suprarrenal e, incluso, el agotamiento suprarrenal. Los niveles de cortisol suelen desplomarse, lo que aumenta el riesgo de sufrir enfermedades inflamatorias o autoinmunitarias y, básicamente, las invita a quedarse en su cuerpo.

El impacto negativo que tiene el bloqueo de la conversión de T4 en T3, la mayor producción de rT3, los niveles bajos de testosterona y la testosterona que se convierte en estrógeno generan una mezcla de síntomas que nadie quiere padecer. Por desgracia, los médicos que ven estos síntomas suelen diagnosticarlos de manera errónea como síntomas de obesidad, demencia, osteoporosis, sarcopenia, hipertensión, depresión, fibromialgia o diabetes tipo 2, pero ignoran por completo la causa fundamental que son el agotamiento suprarrenal o la fatiga suprarrenal. Los síntomas incluyen:

+ Aumento de peso
+ Laguna mental
+ Depresión
+ Trastornos de memoria
+ Fatiga constante

Pero, espere, como si estos síntomas no fueran suficientes, todavía hay más. Cuando las glándulas suprarrenales están cansadas, producen menos cantidad de la hormona antienvejecimiento dehidroepiandrosterona (DHEA). Esta es otra hormona que se produce en las glándulas suprarrenales y que cumple la función de ayudar al cuerpo a desarrollar músculo y hacer que se siga viendo y sintiendo joven.

El problema es que, al cumplir los veinte años, los niveles de DHEA disminuyen un dos por ciento cada año.[2] Pero si se acelera la disminución en la producción de la DHEA al sumar la fatiga suprarrenal, naturalmente, los niveles de la hormona DHEA bajarán más rápido de lo normal. Los niveles bajos de esta hormona presentan su propia lista de síntomas:

+ Infecciones crónicas

+ Enfermedades cardíacas

+ Insomnio

+ Cánceres

+ Artritis

+ Enfermedad de Alzheimer

+ Enfermedad de Parkinson

+ Lupus

+ Aceleración del envejecimiento

+ Arrugas y flacidez en la piel

Como puede ver, las glándulas suprarrenales cumplen una función clave en su estado de salud general. Si las glándulas suprarrenales están dañadas, usted también lo está.

¿Cuáles son las causas de la fatiga suprarrenal?

Quizás se esté preguntando lo siguiente: "Si no soy adicto a la adrenalina y no vivo situaciones aterradoras a diario que puedan elevar mis niveles de adrenalina, ¿por qué mis glándulas suprarrenales podrían ser un problema?".

Lo admito, los momentos aterradores que pueden aumentar la adrenalina son, por suerte, raros y esporádicos. Sin embargo, el cuerpo está expuesto a otras presiones, factores estresantes y preocupaciones que no le dan nunca un respiro a su sistema de respuesta al estrés. El cortisol se produce naturalmente para generar calma en situaciones breves que generan un estado de alerta alto. Cuando el ciclo o el estrés no se interrumpen, el cortisol no deja de fluir. Es como si el botón de la alarma quedara encendido y no pudiera apagarse. Esto genera que los niveles de cortisol aumenten cada vez más.

El nivel alto de cortisol puede alterar funciones importantes del cuerpo y causar problemas como glucosa elevada en la sangre, presión arterial alta, función tiroidea disminuida y fatiga suprarrenal. (Consulte los síntomas de la fatiga suprarrenal que se enumeraron en otra sección de este capítulo).

Todos sufrimos estrés. No hay modo de evitarlo por completo. Entonces, ¿qué debemos hacer? Descubrí que la mayoría de las personas que tienen trastornos suprarrenales causados por el estrés pueden clasificarse dentro de alguna de las siguientes categorías:

Tipo 1: Personas muy ocupadas. Suelen ser personas que tienen la personalidad tipo A y que son ambiciosas. Trabajan mucho, durante muchas horas, le hacen frente a todo, están muy atareadas y viven con demasiadas cosas entre manos.

Tipo 2: Buena gente que enfrenta situaciones adversas. La persona promedio está bajo un estrés diario constante producto de las finanzas, el empleo, el matrimonio, los hijos, el tránsito y las relaciones. La carga de estrés se vuelve insoportable cuando se le añaden hechos importantes en la vida que generan mucho estrés como la muerte de un ser querido, un divorcio, una separación, una pelea, una mudanza, una enfermedad grave, un accidente, el maltrato doméstico o la pérdida del empleo.

Tipo 3: Personas enfermas. Este tipo incluye a las personas que sufren una enfermedad crónica (por ejemplo, fibromialgia), dolor crónico, inflamación, ataques de pánico, ansiedad, depresión, fatiga crónica, enfermedad de Lyme crónica, enfermedad del moho, insomnio o trastorno por estrés postraumático (TEPT). Están exhaustas, agotadas, enfermas y lastimadas, y no pueden dormir.

¿Cuál de estos tipos es usted? ¿Alguna de estas descripciones coincide con usted, su personalidad o su situación? Usted y su médico necesitarán confirmarlo, pero por mi experiencia con la gran cantidad de pacientes que vinieron a mi consultorio durante los últimos 35 años, diría que, si está dentro de la descripción del tipo 1 o del tipo 2, es muy probable que esté sufriendo fatiga adrenal. Si está dentro del tipo 3 y está enfrentando una situación crónica, entonces, es posible que sus glándulas suprarrenales estén consumidas e, incluso, ya no funcionen.

En general, todos entramos dentro de uno de estos tres tipos, y eso significa que todos estamos agotando nuestras glándulas suprarrenales. Necesitamos recargar y restablecer esas glándulas o, más adelante, tendremos que lidiar con una gran cantidad de síntomas y enfermedades. Hasta vi a adolescentes sufrir de insuficiencia suprarrenal. Así no se puede caminar hacia el futuro. Y, por este motivo, mi experiencia como médico me indica que este ciclo del cortisol se aplica a todos nosotros.

Seguramente, ya se dijo suficiente sobre las glándulas suprarrenales para que usted pueda identificar con precisión si tiene fatiga suprarrenal. De todos modos, a continuación, le presentamos una prueba que puede ayudarlo a determinarlo de manera más clara. Haga una autoevaluación.

SÍNTOMA	EVALUACIÓN			
	0 (NUNCA)	1 (A VECES)	2 (FRECUENTEMENTE)	3 (SIEMPRE)
Ansiedad o nerviosismo	0	1	2	3
Ansiedad por comer dulces o salados	0	1	2	3
Ansiedad y ataques de pánico	0	1	2	3
Aumento de peso	0	1	2	3
Aumento en la presión arterial	0	1	2	3
Cansancio al despertarse	0	1	2	3
Cefaleas	0	1	2	3
Colesterol en aumento	0	1	2	3
Debilidad muscular	0	1	2	3
Depresión	0	1	2	3
Disminución del deseo sexual	0	1	2	3
Disminución del disfrute de la vida	0	1	2	3
Disminución en el desempeño laboral	0	1	2	3
Dolor muscular y articular	0	1	2	3
Enfermedades cardíacas	0	1	2	3
Fatiga constante	0	1	2	3
Frecuencia cardíaca acelerada	0	1	2	3
Furia al volante	0	1	2	3
Incapacidad para dormir	0	1	2	3
Incapacidad para hacer foco	0	1	2	3
Incapacidad para llevar adelante la vida	0	1	2	3
Infertilidad y aborto espontáneo	0	1	2	3
Insomnio	0	1	2	3
Irregularidades del ciclo menstrual	0	1	2	3
Irritabilidad y malhumor	0	1	2	3
Laguna mental	0	1	2	3

SÍNTOMA	EVALUACIÓN			
	0 (NUNCA)	1 (A VECES)	2 (FRECUENTEMENTE)	3 (SIEMPRE)
Malhumor o irritabilidad	0	1	2	3
Manos y pies fríos	0	1	2	3
Mareos o aturdimiento (en especial cuando se pone de pie luego de estar sentado o acostado)	0	1	2	3
Necesidad de siestas frecuentes	0	1	2	3
Ojos sensibles	0	1	2	3
Pérdida del cabello, incluso del vello de las cejas	0	1	2	3
Piel seca y fina que no cicatriza rápidamente	0	1	2	3
Retención de líquidos	0	1	2	3
Rostro enrojecido o sudor	0	1	2	3
Síntomas prediabéticos y diabéticos	0	1	2	3
Trastornos de memoria	0	1	2	3

Si obtuvo más de 40, debería considerar hacerse una prueba suprarrenal salival. (Consulte las pruebas suprarrenales en el apéndice F y más adelante en este capítulo). Estos síntomas de la fatiga suprarrenal —junto con otros síntomas de glándula tiroides lenta y niveles de testosterona insuficientes— se combinan para formar una mezcla tóxica de dolores y trastornos que normalmente se tratan con antidepresivos, ansiolíticos, medicamentos para combatir el insomnio y otras drogas. Solo cuando se aborda la verdadera causa del problema, puede liberarse y ayudar a las glándulas suprarrenales a obtener el descanso que necesitan para recargarse.

EVALÚE SU SALUD SUPRARRENAL

Hay muchos modos de revisar el funcionamiento de sus glándulas suprarrenales y le aconsejo hacer más de una prueba para confirmar los resultados.

Descubrí que las siguientes tres pruebas son muy precisas, no son invasivas y son muy fáciles de hacer.

Prueba de las glándulas suprarrenales número 1: control de temperatura durante siete días

Puede hacer esta prueba en su casa. También es un buen método para verificar el funcionamiento de su tiroides. Tómese la temperatura cada tres horas. Haga la primera medición cuando se despierta. Si está comiendo o haciendo ejercicio cuando se cumplen las tres horas, espere treinta minutos antes de tomarse la temperatura. El objetivo es detectar toda variación que haya entre los resultados.

Si su temperatura corporal promedio diaria es 98,6 °F (37 °C), que es una temperatura normal, pero detectó una fluctuación de 0,2 a 0,3 °F (0,11 a 0,16 °C) entre las mediciones, entonces, es probable que tenga un problema en las glándulas suprarrenales, pero no en la tiroides. Sin embargo, si su temperatura está por debajo de lo normal, pero ese valor es constante, entonces, es probable que tenga un problema en la tiroides, pero que las glándulas suprarrenales funcionen correctamente. La combinación de todos los factores (baja temperatura con fluctuaciones) significa que es probable que tenga problemas tanto en la glándula suprarrenal como en la tiroides.

Prueba de las glándulas suprarrenales número 2: prueba de saliva

Los niveles de cortisol fluctúan durante el día, por lo tanto, para realizar la prueba de saliva debe recoger saliva de cuatro a seis veces en un día para tener noción del valor de cortisol promedio. Básicamente, tiene que escupir en un frasco de plástico cada cuatro horas. Al igual que en la prueba de control de la temperatura durante siete días, espere treinta minutos si el horario para tomar la muestra coincide con el momento en el cual está comiendo o haciendo ejercicio. Luego envíe el frasco por correo a su prestador de servicios médicos. Creo que esta prueba es más precisa que los análisis de sangre por dos motivos: (1) un análisis de sangre solo mide el nivel de cortisol una vez y es posible que dicho nivel esté alto o bajo en ese momento determinado y (2) el pinchazo de la aguja para extraer la sangre causa estrés suficiente para afectar los niveles de cortisol, pero no se genera ningún tipo de estrés al hacer la prueba de saliva. (Consulte el apéndice F para obtener más información sobre la prueba de saliva).

Prueba de las glándulas suprarrenales número 3: control de la presión arterial

La prueba de la presión arterial suele hacerse en el consultorio de un médico. Mientras está recostado, controle su presión arterial. Luego, póngase de pie y vuelva a controlarla. Normalmente, su presión arterial debería aumentar entre diez y veinte puntos al ponerse de pie. Si su presión arterial baja diez puntos o más, es probable que tenga una función suprarrenal baja. En general, cuanto mayor es el descenso, más baja es la función suprarrenal.

Como existen muchas pruebas recomendadas para verificar el funcionamiento de las glándulas suprarrenales, tendrá que elegir cuál es la que prefiere. Yo suelo recomendar el control de la presión arterial y la prueba de saliva porque solo le lleva un día completar ambos estudios. Al mencionar las pruebas de las glándulas suprarrenales, la mayoría de los médicos recomiendan la prueba de estimulación con hormona adrenocorticotrópica (ACTH) u otras pruebas, como la prueba de cortisol en suero o un análisis de una muestra de orina de 24 horas. Por desgracia, mediante ninguna de estas tres pruebas se obtienen los mejores resultados para detectar la fatiga suprarrenal.

LA APNEA DEL SUEÑO Y LAS GLÁNDULAS SUPRARRENALES

No es solo una molestia. Si sufre de apnea del sueño, es posible que su cerebro necesite oxígeno y, sin darse cuenta, se convirtió en candidato a tener casi cualquier enfermedad. Tómese un momento para responder las siguientes preguntas:

- ¿Ronca de noche? S/N

- ¿Deja de respirar de noche? S/N

- ¿Se despierta porque le falta el aire? S/N

- ¿Tiene la boca seca en la mañana? S/N

Las personas que sufren de apnea del sueño suelen estar muy cansados, no tienen energía y parece que no pueden recargarla. Se trata de la fatiga suprarrenal en acción. También tienen un riesgo mayor de padecer presión arterial alta, pérdida de memoria, fibrilación auricular, diabetes, cáncer, cardiopatías, demencia y muchos trastornos más; todo esto, debido a la falta de oxígeno. Si sufre de apnea del sueño, no puede pasar a la etapa hormonal. Está atascado. Primero, debe liberarse de la apnea del sueño.

- **Paso 1:** Debe obtener más oxígeno con una máquina automática de presión respiratoria positiva continua (CPAP) (o BiPAP). Una vez que tenga oxígeno suficiente, las glándulas suprarrenales ya no tienen que trabajar tanto, la presión arterial baja y es más fácil perder peso.

- **Paso 2:** Debe hacer dieta (por ejemplo, la dieta keto) y ejercicios moderados para ayudar en el proceso de recuperación.

- **Paso 3:** Debe optimizar los niveles hormonales. En este paso, muchos pacientes ya no necesitan la máquina CPAP.

LA MENTALIDAD DE LA SALUD SUPRARRENAL

Cuando ejercita un músculo, y le duele al día siguiente, es suficiente con descansar unos días. Es muy simple. Se necesita el mismo proceso de descanso para las glándulas suprarrenales, pero este proceso es imposible si está en el ciclo interminable de producción de cortisol.

La respuesta es abordar los problemas principales que causan la fatiga suprarrenal. Así su cuerpo puede sacarse de encima los síntomas. Yo entraba dentro de la descripción del tipo A de persona muy ocupada. Trabajaba durante muchas horas, intentaba satisfacer las necesidades de cuarenta a cincuenta pacientes todos los días, administraba un consultorio en crecimiento, escribía libros, hablaba en iglesias y por televisión y radio en mi "tiempo libre" y hacía ejercicio todos los días de la semana. Básicamente, trabajaba sin parar.

Estaba demasiado ocupado. Todo eso agotó mis glándulas suprarrenales que, técnicamente hablando, dañaron la conversión de mi T4 a T3 y disminuyeron mi T3 activa. Como consecuencia, tuve los síntomas correspondientes. ¿Cómo solucioné el problema real? Tuve que aprender a:

- Decir *no* con más frecuencia que *sí*
- No apresurarme

+ Ir más despacio

+ Ir al ritmo de Dios y mantenerlo (es una corriente)

+ Respirar, relajarme y seguir la corriente

+ Dejar de empujar y luchar

+ No luchar contra la marea fuerte de la vida

También dejé de trabajar los sábados, dejé de contestar llamadas en medio de la noche y reduje la cantidad de pacientes que atendía. Mi psoriasis, aceleración del tránsito intestinal, fatiga crónica y sinusitis crónica también generaban estrés en mis glándulas suprarrenales. Necesité dosis pequeñas de cortisol para ayudar a mi sistema a restablecerse. Debido a que mis glándulas suprarrenales casi no funcionaban y mis niveles de cortisol eran casi inexistentes, lo que forzaba demasiado a las glándulas suprarrenales y generaba una enfermedad crónica, me llevó entre seis y siete meses restablecer el funcionamiento de las glándulas suprarrenales.

En general, abordar los trastornos en las glándulas suprarrenales incluye cambios mentales, terapia del comportamiento y una reestructuración del trabajo; esto último nos afecta a todos. La mayoría del estrés que sufrimos es mental y emocional. En muy pocas ocasiones, se trata de estrés físico.

LOS DOCE SECRETOS DE LA MENTALIDAD DE LA SALUD SUPRARRENAL

Los pacientes con trastornos en las glándulas suprarrenales encuentran alivio y recuperación cuando tienen una mentalidad que promueve su salud suprarrenal. Estos son los doce secretos de la mentalidad de la salud suprarrenal:

1. **Replantee el estrés.** Al igual que Mary cuando sufrió el ataque del perro, replantearse el incidente le ayudó considerablemente.

2. **Perdone.** Un solo momento en el cual se es incapaz de perdonar, independientemente de la causa, puede mantener a las personas cautivas.

3. **Afronte sinceramente los problemas.** Incluso los factores de estrés a medias son tensiones que se perciben.

4. **Aplique el Eye Movement Desensitization and Reprocessing** (**EMDR** o desensibilización y reprocesamiento por movimientos oculares). Los expertos en EMDR pueden ayudar a curar el impacto de los traumas que mantienen

bloqueada su respuesta al estrés y causan ansiedad, ataques de pánico y PTSD.

5. **Aprenda a gestionar y administrar su presupuesto.** Cuando se gestionan los problemas —financieros, relacionales u otros—, no son tan malos. Administre sus finanzas y evite contraer deudas.

6. **Obtenga asesoramiento.** Un oído que sabe escuchar acompañado de buenos consejos prácticos siempre es una gran ayuda.

7. **Cambie el pensamiento mediante la terapia cognitiva conductual.** Un consejero profesional puede ayudarlo a corregir los pensamientos malos que le generan dolor y estrés. Por ejemplo, cuando alguien cree que los demás están en su contra, todo se ve en función de ese pensamiento.

8. **Suelte.** Debe soltar para siempre la ira, el resentimiento y la decepción.

9. **Ríase de la vida.** La vida pasa, así que puede reírse durante todo el camino. ¡Suelo recetar reírse a carcajadas diez veces al día!

10. **Viva en paz.** Mantenga el corazón, la mente y el cuerpo en paz y dedíquele, al menos, quince minutos a la mañana cuando se levanta a leer la Biblia.

11. **Genere su espacio.** Practique tener límites más amplios o un lugar para respirar en todas las áreas de la vida. Dese tiempo y espacio suficientes para hacer las cosas.

12. **Filtre los pensamientos y las acciones mediante la Palabra de Dios.** Filipenses 4:8 nos ordena que pensemos en las cosas que son verdaderas, honestas, justas, puras, amables y todo lo que es de buen nombre. Rechace todo pensamiento contrario a eso y pase todos los pensamientos por ese filtro. Si el pensamiento no es puro, entonces, no lo piense y déjelo ir.

Seguramente conoce la famosa plegaria de la Serenidad del teólogo estadounidense Reinhold Niebuhr. Cuando era más joven, creía que era algo que solo decían las personas mayores. La verdad es que se aplica ciento por ciento a todos nosotros:

Señor, concédeme serenidad para aceptar todo aquello que no puedo cambiar, fortaleza para cambiar lo que soy capaz de cambiar y sabiduría para entender la diferencia.

El enemigo de sus glándulas suprarrenales es el estrés excesivo persistente, que se presenta en innumerables formas. Su trabajo es encontrar qué le da ventaja y aprender a vivir de ese modo.

PLAN DE TRATAMIENTO PARA LA SALUD DE LAS GLÁNDULAS SUPRARRENALES

Otro detalle importante que pocos conocen es que nuestro sistema de respuesta al estrés es como un cronómetro. Cuando la adrenalina sube de repente, se necesitan unos noventa minutos para que se restablezca. Si la restablece (es decir, si lucha o huye, aborda el problema, elige perdonar, replantearlo, seguir adelante, caminar en paz, etcétera), el cronómetro se apaga. Si no lo detiene, el cronómetro seguirá funcionando y los niveles de cortisol pueden permanecer altos. Esto puede mantenerse así durante años hasta que las glándulas suprarrenales colapsen y usted desarrolle fatiga suprarrenal con niveles bajos de cortisol.

Cuando elige mantenerse demasiado ocupado, abordar muchas tareas a la vez, avanzar a toda velocidad, permanecer ofendido, enojado o deprimido, usted permite que el cronómetro siga corriendo. Debe aprender a detener el cronómetro y, luego, aprender cuál es el modo de tratar sus glándulas suprarrenales. Además del lado mental y emocional de la salud suprarrenal, existen tratamientos prácticos, dentro de los cuales se incluyen los siguientes:

Dormir y descansar

+ Descanse bien por la noche: de siete a nueve horas y, a veces, diez horas por noche para aquellos que sufren fatiga suprarrenal grave.

+ Aprenda a descansar. Encuentre cosas que disfrute y que lo hagan sentir con energía renovada.

+ Supere el insomnio con suplementos naturales como la melatonina, la L-teanina, el treonato de magnesio o la progesterona micronizada para las mujeres.

Alimentación

+ Las dietas incluidas en los libros *Dr. Colbert's Keto Zone Diet* [*La dieta Keto Zone del Dr. Colbert*] y *Deje que los alimentos sean su medicina* u otras dietas antiinflamatorias son ideales.

+ Beba mucha agua alcalina (al menos, de uno a dos litros).

+ Evite el exceso de cafeína.

Nutrición

+ Suplementos vitamínicos (B_5, C y D), selenio, yodo, hierro para las mujeres, cinc, magnesio y complejo B.

+ Las hierbas adaptógenas y adaptogénicas pueden equilibrar (aumentar o disminuir) los niveles de cortisol, según la necesidad de su cuerpo, y eso es saludable. Algunas hierbas adaptogénicas son ginseng (americano, asiático o siberiano), rhodiola, ashwagandha, regaliz, rhaponticum y reishi.

+ Los extractos de glándulas suprarrenales de cerdos, ovejas o vacas son reconstituyentes suprarrenales en píldoras y pueden tomarse de una a tres veces por día. Puede conseguirlos en las tiendas naturistas.

Ejercicio

Encuentre una rutina de ejercicios que le guste, una que no le consuma toda la poca energía que le queda. Si sufre de fatiga suprarrenal grave, se recomiendan ejercicios suaves, como elongación y caminatas placenteras cuando pueda (no es necesario que lo haga todos los días) durante tan solo diez a treinta minutos. Si el ejercicio lo deja exhausto, disminuya el tiempo y la intensidad del ejercicio. Debería sentirse renovado luego de ejercitar y no exhausto. Algunos pacientes con fatiga suprarrenal grave necesitan esperar unos meses antes de que el ejercicio los ayude a recargar las glándulas suprarrenales.

EFECTOS COLATERALES

Disminuir el impacto que genera el estrés en su vida no tiene efectos colaterales negativos. En realidad, controlar cómo reacciona al estrés es el factor más importante de la salud suprarrenal.

Algunos pacientes tienen trastornos en las glándulas suprarrenales y no tienen trastornos en la tiroides. En general, lo único que necesitan es un buen multivitamínico con las vitaminas B adecuadas, en especial B_5, y, tal vez, un poco de rhodiola (un adaptógeno) y seguir el plan de tratamiento para la salud de las glándulas suprarrenales que se detalló anteriormente.

Para la mayoría de las personas que sufren de fatiga suprarrenal, la combinación de la salud suprarrenal mental con estos elementos prácticos será suficiente para recargar las glándulas suprarrenales. Sí, generalmente, les llevará algunos meses o hasta un año para que las glándulas suprarrenales vuelvan a la normalidad; pero es un proceso y, además, la formación de nuevos hábitos.

Cuando las personas fuerzan la fatiga suprarrenal hasta alcanzar el agotamiento suprarrenal, suelen necesitar ayuda adicional para restablecer el funcionamiento de las glándulas suprarrenales. Esto también les sucede a las personas con enfermedades crónicas (fibromialgia, enfermedad de Lyme y cáncer, entre otras). La gravedad de su enfermedad es lo que agota sus glándulas suprarrenales.

Cualquiera que sea la causa, el agotamiento suprarrenal grave necesita un tratamiento con hidrocortisona (cortisol) que implica suministrar dosis pequeñas de hidrocortisona (cortisol) durante el día siguiendo un patrón que acompañe el ritmo de producción natural de cortisol de su cuerpo. Necesita una receta para hidrocortisona. Pero primero un perfil salival para evaluar el funcionamiento de la glándula suprarrenal es la mejor forma de medir el cortisol. Yo lo hice, funcionó muy bien y, al igual que las baterías de carga lenta, despacio recargó mis glándulas suprarrenales a lo largo de un período de varios meses. Tome hidrocortisona con pequeñas cantidades de alimento para evitar la irritación gastrointestinal. (Yo tomé hidrocortisona junto con otros suplementos para las glándulas suprarrenales y vitaminas, tal como describí anteriormente en este capítulo).

La buena noticia sobre las glándulas suprarrenales es que, una vez que se restaura la función suprarrenal, puede interrumpir la hidrocortisona. Para la mayoría de las personas, ingerir durante varios meses de 2.5 a 5 mg de hidrocortisona con las comidas y 10 mg en el desayuno son suficientes para restablecer el sistema. (No recomiendo la prednisona, que es un glucocorticoide sintético de cuatro a cinco veces más potente que la hidrocortisona y dura mucho más —suele durar doce horas o más— debido a que el uso prolongado está asociado a muchos efectos colaterales. La hidrocortisona bioidéntica brinda dosis fisiológicas de cortisol, que es la cantidad que el cuerpo debe producir). Son dosis pequeñas, pero funcionan bien para recuperar la energía, aumentar la función inmunitaria, disminuir la inflamación y ayudar a restaurar la función de las glándulas suprarrenales. En síntesis, la hidrocortisona ayuda a restituir las glándulas suprarrenales. En general, el tratamiento inicial que les doy a mis pacientes incluye 10 mg alrededor de las ocho de la mañana con el desayuno, 5 mg al mediodía, 5 mg a las cuatro de la tarde y, a veces, de 2.5 a 5 mg a la hora de dormir.

Poder tomar un medicamento durante un período breve y, luego, interrumpirlo es atractivo para la mayoría de los pacientes. Sin dudas, eso sirve para restablecer el funcionamiento de sus glándulas suprarrenales. Por el contrario, las personas con trastornos en las glándulas suprarrenales que comienzan a tomar ansiolíticos suelen tomar esas drogas de por vida.

La zona hormonal de la salud suprarrenal

El estrés causa una cantidad considerable de problemas en el cuerpo y, en particular, en las glándulas suprarrenales. Cuando no se trata de manera correcta los factores de estrés, los síntomas comienzan a aparecer. ¿Recuerda la disparatada estadística que indica que del setenta y cinco al noventa por ciento de las consultas médicas están relacionadas con el estrés?[3] Bueno, a medida que envejecemos, las hormonas disminuyen al límite o a niveles bajos, lo cual agrava todavía más los efectos del estrés.

Un factor muy alentador relacionado con su salud suprarrenal es que la optimización de los niveles hormonales suele ser suficiente para restablecer el funcionamiento de las glándulas suprarrenales también. La zona hormonal de las glándulas suprarrenales está directamente conectada con los niveles de tiroides y testosterona. Como el cortisol de las glándulas suprarrenales ataca constantemente la tiroides y la testosterona, recargar las glándulas suprarrenales de manera automática estimula considerablemente el aumento en los niveles de testosterona y tiroides. Básicamente, genera un impacto en tres hormonas al precio de una.

Y, créame, al optimizar la testosterona y la tiroides y restaurar el funcionamiento las glándulas suprarrenales, uno se siente increíble. La mayoría de todos los síntomas negativos que mencionamos hasta ahora reciben el impacto directo de estas tres hormonas. Por lo tanto, cuando corrige el problema de estas tres hormonas, está potencialmente mejorando esos síntomas también.

Le contaré dos secretos para optimizar los niveles hormonales y curar las glándulas suprarrenales: (1) para la mayoría de los hombres y de las mujeres, optimizar los niveles de testosterona suele mejorar o solucionar los trastornes suprarrenales, en muchos casos, incluso sin tomar hidrocortisona; y (2) para las mujeres, tomar progesterona micronizada bioidéntica a la noche suele ayudarlas a dormir plácidamente. También ayuda a que les crezca un cabello hermoso, disminuye la irritabilidad, les da una mayor sensación de calma y es la respuesta para todas las mujeres que sufren de síndrome premenstrual. Claramente, optimizar los niveles hormonales es bueno en general, especialmente si necesita recargar las glándulas suprarrenales.

A medida que aprenda a seguir el ritmo de Dios y a ir con mayor calma, su cuerpo será capaz de curarse más. Ni siquiera Jesús se apresuró. Cuando Lázaro estaba muriendo, Jesús no corrió hacia allí y, como no se apresuró, vimos el poder de su resurrección. Convierta en un hábito la capacidad de vivir en un lugar de paz y seguir su ritmo. Para más información sobre cómo superar el estrés y la fatiga suprarrenal, consulte mi libro *Stress Less* [*Menos estrés*].

CAPÍTULO 10

RESPUESTAS SOBRE LA TESTOSTERONA PARA LAS MUJERES

B ECKY SOLO TENÍA cuarenta y ocho años, pero cuando llamó se quejó:
—¡Siento que tengo noventa y ocho!

Llegó desde otro estado en busca de respuestas. Dos años antes se había realizado una histerectomía que incluyó los ovarios y, a partir de ese momento, su cuerpo parecía estar fuera de servicio. Su lista de síntomas habría asustado a cualquier mujer:

+ Depresión profunda
+ Tendencias suicidas
+ Falta de deseo sexual
+ Sofocos graves
+ Sequedad e irritación vaginal
+ Irritabilidad y malhumor
+ Migrañas frecuentes

Su médico le había dado una crema de estrógeno vaginal que le había ayudado un poco con la sequedad, pero no afectó en nada los demás síntomas. También le dio un antidepresivo y, gradualmente, fue aumentando la dosis. Pero los demás síntomas solo parecían empeorar. Sus amigos, su esposo y los demás familiares estaban tan alterados y desesperados por encontrar respuestas como ella.

Verificamos sus niveles hormonales. El nivel de la hormona folículo estimulante (FSH) estaba alrededor de 150 IU/L, ¡pero debía estar en menos de 23 IU/L! (A modo de comparación, una mujer joven en medio del ciclo tiene un nivel de FSH de 4.5 a 23 IU/L). Los resultados fueron todavía peores cuando verificamos los niveles de estradiol, testosterona total, testosterona libre y progesterona. Metafóricamente, estaba conduciendo su automóvil sin combustible en el tanque, sin aceite en el motor y sin aire en los neumáticos. ¡Por eso se sentía tan mal!

Por su depresión y sus antecedentes de migrañas, comenzó con una dosis media de testosterona y estradiol (una de las tres hormonas estrógeno) en cápsulas (*pellets*) dado que esa fue su preferencia. También tomó tiroides natural disecada en comprimidos sublinguales.

HECHO COMPROBADO

Durante sus años reproductivos, las mujeres jóvenes suelen tener tres veces más de testosterona que de estrógeno en el cuerpo.

Como no tenía útero, no había necesidad de suministrar progesterona, pero no podía dormir. La progesterona funciona muy bien para ayudar a las mujeres a conciliar el sueño. Por eso, le dimos una dosis media de progesterona micronizada bioidéntica a la noche. No tenía sobrepeso, pero hizo una dieta antiinflamatoria; específicamente, eliminó el consumo de gluten y azúcar.

A la semana, me llamó su esposo.

—¡Regresó mi esposa! —exclamó—. Pensaba que la había perdido para siempre. Duerme bien y tiene energía, no tiene dolores de cabeza, tiene vitalidad, deseo sexual y volvimos a ser una familia. Ya no tiene una actitud negativa ni está deprimida. ¡Gracias!

Unos meses después, también dejó los antidepresivos bajo la supervisión de su médico de cabecera. En realidad, todo estaba relacionado con los niveles hormonales. Habían colapsado como resultado de la histerectomía y de la extracción de los ovarios. (En las mujeres, la testosterona se produce principalmente en los ovarios, pero también en las glándulas suprarrenales y en otros tejidos). Prácticamente, se había quedado sin hormonas. Lo único que hice fue hacer que volvieran a alcanzar los niveles óptimos, y ella recuperó su vida.

LAS TRES HORMONAS DOMINÓ EN LAS MUJERES

Descubrí que las mujeres de más de cuarenta años a quienes les extrajeron los ovarios o quienes atravesaron la menopausia antes de los cuarenta casi siempre tienen niveles de testosterona muy bajos. Ese era el caso de Becky. Sin embargo, las mujeres pierden testosterona aunque no se hayan practicado una histerectomía. De hecho, suele ser la primera hormona cuyos niveles disminuyen. Veamos cuáles son las malas noticias hormonales para las mujeres:

Primera hormona dominó: Aproximadamente, a los cuarenta años, el nivel de testosterona en la mayoría de las mujeres comienza a disminuir.

Segunda hormona dominó: Entre cinco y diez años más tarde, el nivel de progesterona comienza a disminuir.

Tercera hormona dominó: Y cinco años después de eso, el nivel de estradiol comienza a disminuir.

Se las presento: son las hormonas dominó. El proceso puede ser gradual, pero es constante. El estrés, los medicamentos, las enfermedades crónicas, los interruptores endocrinos, la menopausia o la extracción de los ovarios pueden acelerar esa disminución.

Una vez que comienza el efecto dominó, no hay nada que pueda hacer para detenerlo sin el reemplazo con hormonas bioidénticas. No hay dieta ni programa de pérdida de peso, no hay píldora ni bebida que pueda devolverle las curvas, corregir las arrugas, eliminar la celulitis o controlar los demás síntomas negativos.

La mayoría de las personas, incluso muchos médicos, lo llaman "envejecimiento". A las mujeres les dicen que deben aceptar la flacidez, el aumento en el contorno de la cintura y la disminución del tono muscular porque "eso es lo que pasa al envejecer". Hasta la irritabilidad, la falta de libido y la depresión se incluyen dentro del paquete y, a menudo, son tratadas con medicamentos, en especial, con antidepresivos. Observemos cada pieza del dominó más de cerca.

Dominó 1: testosterona

La testosterona es la primera pieza del dominó en caer. Aunque es esencial para el equilibrio hormonal de las mujeres, a los cuarenta años, aproximadamente, comienza a disminuir con rapidez. (A los cuarenta años, generalmente las mujeres tienen la mitad de la testosterona que tenían a los veinte). Es parte del cambio natural que atraviesan las mujeres para pasar de la etapa reproductiva a la etapa no reproductiva de la vida. ¡No es divertido!

Dominó 2: progesterona

De cinco a diez años más tarde, aproximadamente a los cuarenta y cinco años, los niveles de progesterona comienzan a bajar cuando las mujeres llegan a la menopausia y la producción de progesterona por parte de los ovarios es inconsistente. Cuando el nivel de progesterona comienza a decaer, aparecen un montón de malestares, entre ellos:

- ✦ Sangrado abundante
- ✦ Aumento de los senos
- ✦ Sensibilidad mamaria
- ✦ Distensión abdominal
- ✦ Pocas horas de sueño
- ✦ Cambios en el estado de ánimo

- ✦ Síndrome premenstrual
- ✦ Dolores articulares
- ✦ Fatiga
- ✦ Retención de líquidos
- ✦ Aumento del nivel de colesterol

A medida que se agota la progesterona, la única hormona que queda es el estrógeno.

Dominó 3: estrógeno (estradiol)

En este momento, aproximadamente cinco años más tarde (en general, entre los cincuenta y los cincuenta y cinco años), el nivel de testosterona es tan bajo que casi no tiene ningún impacto en el cuerpo de la mujer. Si en el sistema también hay estrés y medicamentos (es decir, antidepresivos, drogas para bajar el colesterol, ansiolíticos, drogas para el insomnio, etcétera), entonces, puede olvidarse de la testosterona. En general, ya no queda nada.

Con la progesterona también en un descenso abrupto, solo queda una hormona que intenta gobernar el cuerpo de la mujer: el estrógeno. Puede no parecer tan malo ya que el estrógeno es conocido como la "hormona femenina", pero hay tres tipos de estrógeno y el tipo de estrógeno bueno no es el que gana la batalla. El estrógeno se presenta de tres maneras:

E1 (estrona): Esta hormona se esfuerza por predominar no bien el nivel de progesterona comienza a descender. Este es el "estrógeno de señora mayor" o, como prefiero llamarlo yo, el "estrógeno mayor" y es el estrógeno principal en las mujeres luego de la menopausia. Específicamente, hace que el músculo sea reemplazado por grasa (en especial en el vientre y en la espalda), aumenta el nivel de colesterol malo, aumenta el riesgo de padecer cáncer de mama y enfermedades cardíacas, y promueve la flacidez y el dolor en los senos, la flacidez en la piel, la obesidad, la irritabilidad y la mala memoria.

E2 (estradiol): Esta hormona es la que predomina durante los años fértiles. Es el estrógeno preferido porque es el responsable de las curvas, las caderas, los senos firmes, la vagina húmeda, el metabolismo más alto, el tono muscular, la elasticidad de la piel y la vagina, la piel suave y flexible, el cabello grueso y brillante, el mejor humor y la buena memoria.

E3 (estriol): Esta hormona siempre cumple una función menor, pero sus características son más parecidas a las del estradiol que a las de la estrona. No causa cáncer de mama, pero es más débil que la estrona y no puede predominar en la batalla de los estrógenos. Proviene de la placenta y es un estrógeno que se produce durante el embarazo para aumentar el almacenamiento de grasa para la lactancia.[1]

Es así, en el cuerpo de cada mujer se libra la batalla de los estrógenos. A la larga, el estrógeno será el ganador. Siempre gana.

LA RESPUESTA A LA CELULITIS

Los niveles bajos de oxígeno generan cavidades u hoyitos en la piel. La piel necesita más oxígeno y más circulación sanguínea. La respuesta a este problema es producir más testosterona. Los niveles optimizados de testosterona reducen y, a veces, eliminan totalmente la celulitis.

El estradiol, el estrógeno joven y lindo, el estrógeno que todas las mujeres quieren, luchará con valentía durante una década o más, pero al no tener el apoyo de la testosterona o de la progesterona y al recibir los ataques constantes del estrés, los medicamentos, los interruptores endocrinos, la nutrición deficiente y la falta de ejercicio, entre otros, inevitablemente le dejará su lugar a la estrona.

¡Y la estrona gobernará con firmeza! No tiene piedad. Si cree que la pérdida de progesterona tuvo como consecuencia una ola de síntomas desagradables, la supremacía de la estrona es mucho peor. Algunos de los síntomas más comunes que veo todos los días son los siguientes:

+ Arrugas
+ Celulitis
+ Ansiedad
+ Senos y piel flácidos
+ Casi una aversión al sexo
+ Aumento en el riesgo de cáncer de mama (una de cada ocho mujeres)

- + Piel delgada
- + Insomnio
- + Grasa abdominal
- + Sofocos
- + Sequedad vaginal
- + Infecciones recurrentes del tracto urinario
- + Pérdida de cabello

- + Piel seca
- + Dolor en los senos
- + Mala memoria
- + Irritabilidad
- + Vello en el mentón
- + Metabolismo lento
- + Reducción de los músculos y reemplazo por grasa

Se debe estar preguntando si hay alguna buena noticia. ¡Claro que sí! Las piezas del dominó que se cayeron pueden volver a ponerse en su lugar. De hecho, ¡no necesitan caerse! ¡Esto significa que puede recuperar su cuerpo! ¡Puede recuperar su salud! ¡Puede recuperar sus sueños! Descubrí que, si mantiene niveles optimizados de estradiol y testosterona, puede mantener su cuerpo de aspecto saludable incluso en la vejez, y eso incluye todos los beneficios que esto conlleva.

Los síntomas negativos que le desagradan tanto, en general, pueden revertirse y, muchas veces, pueden eliminarse por completo. Por eso, la próxima vez que le digan que esto es lo que sucede a su edad, respire aliviada porque a usted no le va a pasar.

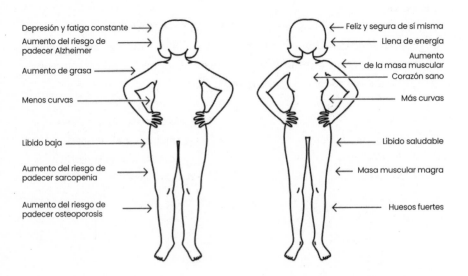

Testosterona baja / Testosterona optimizada

Testosterona baja:
- Depresión y fatiga constante
- Aumento del riesgo de padecer Alzheimer
- Aumento de grasa
- Menos curvas
- Libido baja
- Aumento del riesgo de padecer sarcopenia
- Aumento del riesgo de padecer osteoporosis

Testosterona optimizada:
- Feliz y segura de sí misma
- Llena de energía
- Aumento de la masa muscular
- Corazón sano
- Más curvas
- Libido saludable
- Masa muscular magra
- Huesos fuertes

LA TESTOSTERONA EN LAS MUJERES

La primera hormona que necesitan optimizar las mujeres es la testosterona. Aunque las mujeres producen mucha menos testosterona que los hombres (un diez por ciento de la producción masculina), tener suficiente testosterona en el cuerpo es igual de necesario para todos.[2] Después de todo, la testosterona "es la hormona central del proceso de envejecimiento".[3] Puede parecer extraño recomendar una terapia con testosterona para las mujeres, pero con dicha terapia ellas pueden:

- Frenar, detener y, a veces, revertir la celulitis
- Perder peso, en especial, en el abdomen
- Recargar el metabolismo
- Tensar la piel
- Eliminar la irritabilidad
- Potenciar los niveles de energía
- Sentirse fortalecida
- Desarrollar músculo

- Mejorar las arrugas
- Restablecer la libido
- Mejorar la memoria
- Eliminar la sudoración nocturna
- Disminuir la inflamación

- Fortalecer el corazón
- Mejorar y a veces detener la incontinencia
- Evitar infecciones en la vejiga

Cumplir esta lista ya es increíble, pero todavía hay mejores noticias sobre los beneficios de la testosterona; entre ellas:

- "El momento genéticamente predeterminado en el cual comienza a aparecer la enfermedad de Alzheimer... puede retrasarse diez años si se reemplaza la testosterona antes de la menopausia. Cuando se añade estradiol durante la menopausia, hay un retraso adicional de diez años en la aparición de la enfermedad de Alzheimer".[4]

- Un nivel bajo de testosterona se relaciona con un riesgo mayor de padecer diabetes, endurecimiento de las arterias y huesos frágiles.[5]

- Un nivel bajo de testosterona aumenta las posibilidades de elevar los niveles de colesterol total, colesterol LDL y triglicéridos y reducir la hormona del crecimiento.[6]

- La falta de interés en el sexo se debe, principalmente, al bajo nivel de testosterona, la depresión y los medicamentos.[7]

+ La testosterona ayuda a restablecer las glándulas suprarrenales.

+ Las cápsulas (*pellets*) de testosterona bioidéntica más Arimidex ayudan a prevenir el cáncer de mama recurrente.[8]

+ La testosterona mejora la energía, la concentración, la resistencia y el humor.

+ La testosterona ayuda a reconstruir los huesos. (La osteoporosis afecta a un hombre de cada cuatro mujeres).

Quizás notó que el nivel bajo de testosterona produce en las mujeres muchos de los síntomas asociados al hipotiroidismo. Este es otro factor de motivación para que las mujeres mantengan el nivel de testosterona alto.

La testosterona en la vida real

Durante años, les dije a las parejas que no se divorciaran hasta que ambos controlaran sus niveles hormonales, los equilibraran y los optimizaran. ¡Cada consejero matrimonial o familiar, psicólogo y pastor debería saberlo!

DROGAS QUE MATAN LA TESTOSTERONA EN LAS MUJERES

1. Antidepresivos

2. Medicamentos para bajar el colesterol

3. Hipotensores, en especial, los betabloqueantes y Aldactone

4. Píldoras anticonceptivas

5. Estrógenos orales

Lo que suele suceder es que las mujeres cumplen cuarenta años y su deseo sexual se reduce drásticamente. (¿Recuerda lo que pasa con su testosterona dominó a esa edad?). Entonces, unos diez insatisfactorios años después, sumergido en el estrés y el drama, el hombre cumple cincuenta años y, de repente, tiene disfunciones eréctiles. (El mismo nivel bajo de testosterona ahora afecta al hombre, solo que diez años después).

¿Qué debe hacer? A menudo, el hombre busca un medicamento recetado para tratar su disfunción eréctil, una píldora que tiene una lista de efectos colaterales que está dispuesto a experimentar solo por su virilidad. Cada vez más hombres reciben terapia de reemplazo hormonal con testosterona, y eso potencia su deseo sexual, el crecimiento muscular, la pérdida de peso, la vitalidad y la energía.

Entonces, el hombre se siente atraído por su mujer… pero ella no quiere ni tocarlo. ¿Está el hombre dispuesto a soportar otros diez largos y tristes años? No creo.

Hace años, un matrimonio (su edad combinada alcanzaba los 140 años) vino a mi consultorio porque querían optimizar sus niveles hormonales al mismo tiempo. Unas semanas más tarde, llamaron para decirme que se sentían como en su luna de miel otra vez. Lo único que hicimos fue optimizar sus niveles hormonales, pero el impacto mayor lo generaron los niveles mejorados de testosterona. ¡Para los matrimonios, esta es una noticia increíble! (He visto cientos de matrimonios recomponerse después de que ambos recuperaran sus niveles de testosterona).

Lo común es que solo el hombre aumente sus niveles de testosterona, pero las mujeres también pueden hacerlo. En general, una vez que optimizan sus niveles hormonales, sus curvas comienzan a volver y tienen mucha energía, se sienten geniales y disfrutan de la vida otra vez. ¡Pero el esposo ahora es una bola de grasa en el sofá! (La obesidad disminuye todavía más la testosterona).

Créalo o no, muchos de los problemas que enfrentamos en el matrimonio son consecuencia de la cantidad cada vez menor de testosterona. Obviamente, no todo tiene que ver con las relaciones sexuales. Se trata de la vida, del matrimonio, de la familia, de la diversión, de la salud y de ser lo que estábamos destinados a ser. ¿Cómo podemos darle gloria y honor a Dios cuando nuestras vidas se están cayendo a pedazos?

Por supuesto, los niveles hormonales no son la respuesta a todo, pero sí cumplen una función muy importante en cada aspecto de la vida. El efecto que tiene la testosterona en la vida comienza en el cerebro más de lo que creemos. A continuación, tres modos clave en los cuales trabaja en el cerebro.

1. Testosterona: excitación

La testosterona es responsable de aquello que nos despierta el interés y el deseo sexual. Aunque no lo pueda creer, el cerebro es el órgano más sexual de todos. Y la testosterona hace que el cerebro sea consciente del contacto sexual, produce el orgasmo y, básicamente, hace que todo suceda. Sin testosterona, somos todos unos inútiles sin ningún tipo de interés.

Cuando las mujeres son jóvenes, la testosterona inhibe la estrona, pero cuando la testosterona desaparece, la estrona aumenta y el resultado directo es la pérdida de la libido. El regreso de la libido es uno de los primeros síntomas que indican que la terapia con testosterona está funcionando.

HECHO COMPROBADO

"Las parejas que tienen una vida sexual saludable viven más tiempo y dan cuenta de una vida más satisfactoria que aquellos que no la tienen".[9]

Los antidepresivos generalmente disminuyen todavía más los niveles de testosterona; sin embargo, la testosterona es, en mi opinión, el mejor antidepresivo del mercado que, además, excita al cerebro.

Hace poco, vino a verme una pareja que había estado casada durante más de treinta años. Él había sufrido un ataque cardíaco hacía poco y le habían hecho una revascularización quirúrgica. No era el hombre más fuerte que existía, pero quería recuperar su vida y a su esposa. Ella no tenía ningún interés sexual. Tres meses después, volvieron para hacer un control. Ella dijo:

—Sinceramente, teníamos suerte de tener sexo una vez cada dos semanas, pero ahora lo hacemos tres veces por semana y no es aburrido. Es fascinante. Nos encanta.

Ella me habría acusado de mentiroso si le hubiera dicho antes de empezar la terapia con testosterona que me iba a decir eso, pero ese es el poder de la testosterona. Puede encender una llama que estuvo apagada durante mucho tiempo.

Otra mujer de setenta y cinco años estaba encantada con experimentar el clímax sexual otra vez pues hacía más de veinte años que no tenía uno. Ese es uno de los efectos colaterales de optimizar los niveles de testosterona.

2. Testosterona: sintonía

Como ya mencionamos, la enfermedad de Alzheimer puede retrasarse diez años al reemplazar la testosterona antes de la menopausia y, si se añade estradiol, la aparición de la demencia o la enfermedad de Alzheimer puede retrasarse hasta diez años más.[10] De hecho, los científicos están explorando la noción de que puede prevenirse la enfermedad de Alzheimer si se optimizan los niveles de testosterona.[11]

¡Es increíble! La testosterona puede sintonizar el cerebro como ninguna otra cosa. Todo el que sufre de trastornos de la memoria o que intenta evitarlos debido a antecedentes familiares necesita optimizar sus niveles de testosterona tan pronto como sea posible.

Mi padre pasó doce años en un hogar de ancianos. Nada le servía y, lentamente, se marchitó. Eso no es lo que ni usted ni yo queremos vivir.

Los trastornos de la memoria afectan más a las mujeres que a los hombres. En mi opinión, esto se debe a que los hombres tienen más testosterona en el cuerpo durante un período más prolongado que las mujeres. Al optimizar los niveles de testosterona, y seguir una dieta antiinflamatoria, hacer ejercicio moderado, llevar un estilo de vida saludable, dormir bien, tener menos estrés, entre otras cosas, las mujeres maximizan su salud cerebral y su fuerza. ¡Esa es una táctica inteligente!

¡Sin testosterona y estradiol[12], el cerebro se encoje! En serio. Las mismas hormonas también reparan las neuronas del cerebro, aumentan la producción de neurotransmisores, disminuyen la inflamación, aumentan la circulación sanguínea y el oxígeno y mejoran el proceso mental en general. E incorporar estas hormonas puede retrasar la aparición de Alzheimer veinte años. ¡Si esto no es motivo suficiente para optimizar sus niveles hormonales, no sé qué otro motivo puede ser mejor!

3. Testosterona: futuro

¿Recuerda cuando era más joven y quería vivir para siempre, soñaba en grande y tenía el control de su vida? ¿Todo eso desapareció tan solo porque envejeció, comenzó una profesión y se volvió responsable? No lo creo. Para mí, muchos de nosotros perdimos la esperanza, la inspiración y el entusiasmo por el futuro solo porque nuestros niveles de testosterona bajaron precipitadamente.

HECHO COMPROBADO

Todas las glándulas que producen humedad se secan cuando los niveles de testosterona están bajos, en especial las glándulas lagrimales.[13]

Cuando los niveles hormonales se optimizan y alcanzan los mismos valores que tenían a los veinte años, la depresión y la ansiedad suelen desaparecer. (Como dije antes, la testosterona es el mejor antidepresivo que existe y también acaba con la ansiedad). Además, mejoramos nuestro humor, somos más optimistas y creemos más en nosotros mismos. Este no es un juego mental. Nadie quiere intimidarlo. Es un dato real: la confianza propia y el ánimo positivo son el resultado de niveles altos de testosterona.

Optimizar los niveles de testosterona tendrá como consecuencia mayor fuerza y resistencia, mejor humor y bienestar, más energía y motivación, mejor tono de piel y colágeno, más protección contra ataques cardíacos y accidentes cerebrovasculares, presión arterial más baja, disminuye los dolores de la artritis, función inmunitaria potenciada, mejor cicatrización de heridas y tendones, ligamentos y articulaciones más fuertes.[14]

¿Cómo se sentirá cuando esta descripción sea la suya? Sí, usted también sentirá que puede llevarse el mundo por delante. Y, si se siente así, ¡podría hacerlo!

¿Cuál es su nivel de testosterona?

Ya sabe cómo caen las piezas del dominó hormonal en las mujeres y ya le presentamos todos los beneficios de la testosterona, pero ¿conoce cuál es su nivel de testosterona? Recopilé una breve lista de síntomas que indican que su nivel de testosterona está bajo, que podría ayudarlo a calibrar sus niveles de testosterona. Es necesario hacer un análisis de sangre para confirmar toda sospecha; pero, si los síntomas son persistentes es difícil que el resultado cambie.

Cuando los pacientes me dicen cómo se sienten y recitan esta lista, suelen tener niveles de testosterona bajos. ¿Y usted? ¿Usaría estas palabras para describirse?

- Cansancio (agotamiento) frecuente
- Incapacidad para dormir de noche
- Incapacidad para sentirse descansado a la mañana
- Depresión
- Aumento de peso (en especial, en el abdomen)
- Falta de deseo sexual o escaso deseo sexual
- Migrañas más comunes
- Irritabilidad y malhumor
- Músculos más débiles
- Pérdida de clímax sexual
- Laguna mental
- Dolor en las articulaciones
- Piel delgada con aumento de arrugas
- Falta de entusiasmo por la vida

Podría mencionar muchos síntomas más, pero es probable que la mayoría de ustedes ya hayan comenzado a asentir a mitad de la lista. La causa es un nivel bajo de testosterona, y la buena noticia es que ¡se puede solucionar!

La zona hormonal de la testosterona en las mujeres

Pocas mujeres saben que tienen bastante testosterona en el cuerpo, sobre todo cuando son jóvenes. A los veinte y treinta años, su nivel de testosterona está dentro del rango normal. Pasados los cuarenta años, ese nivel comienza a bajar.

Y si están dentro del rango, es maravilloso. Sin embargo, tal como dijimos, hay muchos factores que hacen que los valores de testosterona bajen cada vez más (el envejecimiento, la extracción de ovarios, la menopausia, los medicamentos y el estrés, entre otros). Si está en los límites mínimos de estos rangos, o incluso por debajo de esos valores, el cuerpo está pidiéndole más testosterona.

EFECTOS COLATERALES

Aumentar el nivel de testosterona en las mujeres no suele tener efectos colaterales negativos. Al aumentar el nivel de testosterona, disminuyen o desaparecen innumerables síntomas.

Por desgracia, a la mayoría de los médicos les enseñan a recetar solo dosis bajas de estradiol (en forma de píldoras, lo cual no es bueno), ¡y no recetan testosterona! ¡De hecho, los médicos suelen elegir no tratar ningún trastorno hormonal! Le dirán cuáles son los "rangos normales" (es probable que usted esté dentro de esos valores) y, si llegan a estar bajos, es común que le receten un medicamento para los síntomas.

Eso nunca hará que recupere la salud. Lo que su cuerpo necesita es una terapia de hormonas bioidénticas. Es posible que necesite consultar a otro médico, a alguien que trate los síntomas producidos por un nivel bajo de testosterona con testosterona bioidéntica.

Descubrí que aumentar los niveles de testosterona con cápsulas (*pellets*) es muy efectivo y eficiente. Elevan los niveles rápidamente, y no necesita iniciar otro tratamiento durante tres o cuatro meses y, a veces, hasta seis meses. Las inyecciones de testosterona son el siguiente método que proporciona mejores resultados si las cápsulas (*pellets*) son muy costosas seguido por las cremas de testosterona. Las inyecciones se ponen una o dos veces a la semana. Puede colocarse crema de testosterona todos los días detrás de la rodilla o directamente en el órgano sexual femenino día por medio o tres veces a la semana. En algunas mujeres también utilicé dosis bajas de testosterona inyectable una o dos veces a la semana o un comprimido sublingual de testosterona preparado en una farmacia.

HECHO COMPROBADO

Los niveles de testosterona en las mujeres están bajando. En la década de los noventa, tal como se informó en el Michigan Bone Health Study [Estudio sobre la salud ósea de la Universidad de Michigan], los niveles de testosterona eran muchos más altos que en la actualidad. A medida que estos niveles siguen disminuyendo, los rangos "normales" que establecen los laboratorios también disminuyen. Eso significa que los síntomas negativos que aparecen como consecuencia de tener niveles de testosterona bajos aumentarán y los pacientes seguirán estando dentro del rango "normal".[15]

Con las cápsulas (*pellets*), las mujeres pueden subir sus niveles de testosterona a unos 60–70 ng/dL en una semana. Luego de eso, mantener los niveles de testosterona en un valor cercano a los 60–70 ng/dL o, incluso más alto, es ideal para la mayoría de las mujeres. Se sienten muy bien, se produce un crecimiento óseo, los músculos reemplazan a la grasa, el cerebro se vigoriza, el corazón es más fuerte y los niveles de energía aumentan rápidamente.

En el caso de la testosterona libre, los médicos (en especial, los endocrinólogos) recomiendan niveles muy bajos según la edad. Por ejemplo, de 0.2 a 5.0 pg/mL para las mujeres desde los dieciocho a los sesenta y nueve años y de 0.3 a 5.0 pg/mL para las mujeres desde los setenta años hasta los ochenta y nueve. Las mujeres cuyos resultados coinciden con sus recomendaciones con frecuencia presentan los síntomas producidos por un nivel bajo de testosterona. Los rangos normales recomendados para la testosterona total y la testosterona libre en las mujeres son los siguientes:

Testosterona total: 2.0–45 ng/dL

Testosterona libre: 0.2–5.0 pg/mL

Optimizar los niveles de testosterona (es decir, estar dentro del límite superior del rango o más) y alcanzar valores cercanos a los que corresponden a los veinte años implica que sus niveles serán similares a los siguientes:

Testosterona total: 60–70 ng/dL (más para los que tienen osteoporosis o sarcopenia)

Testosterona libre: 5–10 pg/mL

Cuando se logran estos niveles optimizados, suceden cosas increíbles. En el caso de mis pacientes mujeres con sarcopenia (debilidad) y osteoporosis, logré llevar el nivel de testosterona a 150–200 ng/dL y, de este modo, en muchas de ellas, se revirtió la osteoporosis y la sarcopenia. Creo que el reemplazo de testosterona es el mejor modo de tratar la osteoporosis y en raras ocasiones tiene efectos colaterales, a diferencia de la mayoría de los medicamentos que se utilizan en el tratamiento de esta enfermedad.

La decisión es suya

Cada mujer tiene sus propios deseos y necesidades. ¿Y usted? Tal vez uno de estos deseos coincida con los suyos:

+ ¿Quiere potenciar su metabolismo?
+ ¿Necesita aumentar su resistencia y energía?

+ ¿Desea que las lagunas mentales desaparezcan para siempre?
+ ¿Quiere recuperar su masa corporal magra?
+ ¿Quiere mejorar su sistema inmunitario?
+ ¿Necesita que la depresión desaparezca para siempre?
+ ¿Quiere ayuda con su memoria?
+ ¿Quiere huesos más fuertes (e incluso revertir la osteoporosis y la osteopenia)?
+ ¿Quiere bajar el nivel de colesterol?
+ ¿Necesita mejorar o aliviar el dolor producido por la artritis?
+ ¿Quiere restablecer el funcionamiento de sus glándulas suprarrenales?
+ ¿Desea recuperar la libido y el orgasmo?
+ ¿Quiere proteger su cerebro?
+ ¿Necesita protección contra el cáncer de mama?
+ ¿Quiere prevenir, mejorar y a veces detener la incontinencia y las infecciones en la vejiga?
+ ¿Quiere perder peso?

¡Una hormona puede hacer realidad todos estos pedidos! La testosterona en niveles optimizados es la respuesta.

Sugiero que las mujeres que estén en sus cuarenta años empiecen a controlar los niveles de testosterona. Cuando los niveles hormonales alcanzan un valor inferior al cincuenta o sesenta por ciento del límite superior del rango o cuando aparecen los síntomas es el momento indicado para comenzar a optimizar los niveles de testosterona. Debajo del cincuenta por ciento, la mayoría de las personas comienzan a desarrollar síntomas persistentes de niveles de testosterona bajos. Usted conoce su cuerpo. Contrólelo sobre la marcha.

Cuando los niveles de testosterona están optimizados, ¡la vida es genial! El Salmo 40:2–3 captura la transformación que experimentan muchas mujeres cuando se liberan de los síntomas que las atormentaron durante años:

> "Y me hizo sacar del pozo de la desesperación, del lodo cenagoso; Puso mis pies sobre peña, y enderezó mis pasos. *Puso luego en mi boca cántico nuevo, alabanza a nuestro Dios*". (Énfasis añadido).

Así es como debe ser.

CAPÍTULO 11

RESPUESTAS SOBRE LA PROGESTERONA PARA LAS MUJERES

UNA ENFERMEDAD CRÓNICA debe ser una de las situaciones más difíciles que enfrentamos en la vida. Por su naturaleza, es constante, a menudo dolorosa, no nos favorece, es costosa e inevitable. Como todo médico, yo quiero ayudar a aquellas personas que padecen una enfermedad crónica; y mediante la terapia de hormonas bioidénticas, eso es posible.

Hace muchos años, Winona vino a mi consultorio. Había sufrido de fibromialgia durante mucho tiempo y buscaba algún tipo de alivio. No era mi primera paciente con fibromialgia, y resultaba evidente que sentía mucho dolor. De todos modos, era divertida, casi cómica, pero su verdadera personalidad estaba oculta tras su enfermedad.

—¿Cuándo fue la última vez que alguien la abrazó? —le pregunté. Su respuesta me rompió el corazón.

—Hace más de veinticinco años —me respondió con naturalidad.

No podía creerlo. ¡Imagine no recibir un abrazo o una caricia, no tener a sus nietos colgados del cuello y no tener ningún tipo de intimidad con nadie durante veinticinco años! Estaba muy necesitada de amor, pero con el dolor que le atravesaba por el cuerpo, una aversión a la presión y una gran sensibilidad al tacto y el dolor, no parecía que mucho de eso pudiera cambiar. De muchos modos era como si estuviera sufriendo un tipo de lepra moderno.

—¿Qué es lo que más desea? —quise saber.

—No puedo dormir bien y estoy desesperada por dormir bien —afirmó—. Cuando logro quedarme dormida, es casi la hora de despertarme y me levanto exhausta.

Al mirar su historia clínica, supe con exactitud por qué no podía dormir. Su nivel de progesterona estaba por debajo de los 0.5 ng/mL; extremadamente bajo en comparación con el rango recomendado de 10–20 ng/mL para los niveles optimizados de progesterona. Si sumamos su nivel bajo de progesterona a la fatiga suprarrenal y el insomnio que padecía como consecuencia de una fibromialgia, que a menudo está asociada con niveles altos de cortisol durante la noche, es lógico que no pueda dormir. Era imposible.

—¿Está irritable? —le pregunté con una sonrisa.

—Si se acerca un poco más, ¡lo muerdo! —se rio.

Las mujeres con síndrome premenstrual son irritables porque usualmente tienen la progesterona baja, pero lo mismo les sucede a las mujeres sin síndrome premenstrual que tienen niveles bajos de progesterona y, a veces, es mucho peor. Descubrí que la progesterona micronizada es el mejor tratamiento para el síndrome premenstrual.

—¿Y qué puede decirme sobre su nivel de ansiedad? —le pregunté.

—Estoy ansiosa todo el tiempo —me respondió.

—¿Está deprimida? —le pregunté.

—Por supuesto— afirmó—. ¿De qué otro modo podría sentirme?

La progesterona se une a receptores en el cerebro para ayudarnos a calmarnos y darnos una sensación de paz, pero si los niveles de progesterona están bajos, esta afirmación no se hace realidad.

A pesar de su valiente esfuerzo por mantenerse optimista, estaba muy lastimada.

—Admítalo —bromeó—. Soy un tren descarrilado.

Su tratamiento comenzó con dosis moderadas de progesterona micronizada bioidéntica a la hora de dormir. Era absolutamente necesario que comenzara a dormir bien. También trabajamos para optimizar sus otras hormonas, en especial, la tiroides. (Casi todos los pacientes que padecen fibromialgia tienen niveles bajos de T3 libre y de testosterona). Sus glándulas suprarrenales estaban extremadamente fatigadas por la enfermedad crónica, y tenía niveles bajos de cortisol. Por lo tanto, trabajamos para restablecer estos valores también con hidrocortisona. También abordamos algunas emociones reprimidas, traumas y su incapacidad de perdonar, y comenzó una dieta antiinflamatoria.

HECHO COMPROBADO

Los niveles de progesterona disminuyen en todas las mujeres durante el período premenstrual.

Estaba dispuesta a hacer todo lo necesario para liberarse de los síntomas que la habían hundido durante décadas. Pocos meses después, Winona volvió para hacerse un control. Cuando entró al consultorio, me puse de pie para saludarla, corrió hacia mí y me dio un abrazo fuerte.

Yo estaba sorprendido. Pero, al mismo tiempo, estaba contento por ella.

¡Los veinticinco años de dolor externo y necesidad interna de recibir contacto habían terminado! Era increíble. Y se la veía muy feliz.

—¡Regresé! —exclamó.

Yo sabía muy bien lo que eso significaba.

Y, simplemente, ese es el poder que tienen las hormonas bioidénticas en nuestro cuerpo.

Progesterona, la segunda hormona que cae

Recuerde que, en las mujeres, la progesterona es la segunda hormona del dominó que cae. Generalmente, esto sucede de cinco a diez años después de que la testosterona comenzó su descenso veloz.

El Dr. Gary Donovitz, prestigioso obstetra y ginecólogo certificado por la junta de expertos, afirma que, a los cuarenta años, la producción de progesterona en las mujeres puede haber descendido un ochenta por ciento.[1] ¡Es muchísimo! Que quede apenas un veinte por ciento de la cantidad normal nunca será suficiente para satisfacer la demanda de la vida.

Cuando el cuerpo de la mujer no produce suficiente progesterona, aparecen los síntomas de la baja progesterona. Esos efectos colaterales o síntomas serán similares a los que se incluyen en el siguiente cuadro, que usted misma puede evaluar.

SÍNTOMA	EVALUACIÓN			
	0 (NUNCA)	1 (A VECES)	2 (FRECUENTEMENTE)	3 (SIEMPRE)
Abortos espontáneos	0	1	2	3
Ansiedad por comer	0	1	2	3
Cefaleas	0	1	2	3
Debilitamiento del cabello	0	1	2	3
Depresión	0	1	2	3
Distensión abdominal	0	1	2	3
Dolor muscular	0	1	2	3
Fluctuaciones del humor	0	1	2	3
Hinchazón	0	1	2	3
Infecciones del tracto urinario	0	1	2	3
Insomnio	0	1	2	3
Irritabilidad	0	1	2	3
Malhumor	0	1	2	3

SÍNTOMA	EVALUACIÓN			
	0 (NUNCA)	1 (A VECES)	2 (FRECUENTEMENTE)	3 (SIEMPRE)
Retención de líquidos	0	1	2	3
Sensaciones de ansiedad	0	1	2	3
Sensibilidad mamaria	0	1	2	3
Síndrome premenstrual	0	1	2	3

Estos síntomas piden con ansias una solución. Por desgracia, los medicamentos de venta con receta pueden tapar el problema, aliviar temporalmente un síntoma, pero el trastorno central —que son los niveles bajos de progesterona— queda sin tratar. ¿Qué sucede? Suelen aparecer más síntomas y, muchas veces, más graves. Es un "tren descarrilado", tal como dijo Winona.

SIGUE HABIENDO CONFUSIÓN CON RELACIÓN A LA PROGESTERONA

Como toda hormona, existen mitos y miedos sobre la progesterona. Sin embargo, al igual que en el caso de las demás hormonas, se están realizando cada vez más estudios para descubrir la verdad de la progesterona, su valor real. Eso incluye todo, desde el tipo (bioidéntica o sintética) hasta la dosis y los efectos prolongados. La progesterona bioidéntica micronizada protege a las mujeres contra el cáncer de mama; sin embargo, la progestina sintética (la falsificación sintética de la progesterona micronizada bioidéntica) aumenta el riesgo de cáncer de mama.

A continuación, encontrará un resumen sobre la progesterona que ayudará a aclarar parte de esa confusión:

Crecimiento de células mamarias: La progestina sintética estimula el crecimiento de las células mamarias, no la progesterona micronizada bioidéntica que, en cambio, tiene un efecto protector.[2]

Riesgo mayor de padecer cáncer de mama: La progesterona bioidéntica, micronizada no está relacionada con el aumento en el riesgo de padecer cáncer de mama.[3]

Cáncer de mama: En muchos estudios, se demostró que existe un riesgo mayor de padecer cáncer de mama cuando se usan progestinas sintéticas.[4]

Protección contra el cáncer de mama: La progesterona bioidéntica protege a las mujeres contra el cáncer de mama.[5]

Riesgo cardiovascular: La progestina sintética reduce los niveles de colesterol bueno (HDL) en las mujeres.[6]

Con todos estos datos y muchos estudios más que se realizaron en todo el mundo, todavía hay muchos médicos que recetan progestinas sintéticas y muchos todavía tienen miedo de recetar progesterona bioidéntica a las mujeres diez años después del inicio de su menopausia por miedo a causarles ataques cardíacos, cáncer, coágulos sanguíneos o cualquier otro problema. La progesterona bioidéntica no aumenta el riesgo, pero todavía dudan al momento de usarla.

Cuando las pacientes me dicen que su médico de cabecera o un ginecólogo obstetra les receta progesterona sintética, yo les advierto: —No la tome. Está aumentando el riesgo de padecer cáncer de mama, ataques cardíacos, accidentes cerebrovasculares, coágulos sanguíneos y muchos trastornos más. Si la progesterona no es micronizada y bioidéntica, no la compre. Es muy grave; pero, como siempre, la decisión la toman los pacientes.

Los médicos y los pacientes necesitan recordar que optimizar las hormonas solo hace que dichas hormonas vuelvan a estar dentro del rango superior normal. Nadie debería asustarse por eso.

HECHO COMPROBADO

La edad promedio de inicio de la menopausia en los Estados Unidos es 51 años.[7]

¿Todas las mujeres necesitan progesterona?

Las mujeres que tienen útero necesitan progesterona porque protege al útero del sangrado anormal y de desarrollar cáncer de útero, en especial, cuando las mujeres están realizando una terapia de reemplazo de estrógeno. ¿Qué sucede si a una mujer le practicaron una histerectomía o atravesó la menopausia? Es una buena pregunta, y mi respuesta es la siguiente: ¿Las mujeres quieren dormir mejor, reducir la depresión y la irritabilidad, tener un cabello grueso y saludable y minimizar las fluctuaciones del humor? La necesidad de tener progesterona no desaparece en ninguna etapa de la vida de una mujer.

Las mujeres que tuvieron problemas para quedar embarazadas o sufrieron abortos espontáneos, sin dudas, necesitan controlar los niveles de progesterona. La progesterona ayuda a quedar embarazadas y no perder los embarazos. También ayuda a proteger el útero durante el embarazo. Cuando las mujeres se quejan de infertilidad, lo único que hago es controlar sus niveles de progesterona; también verifico sus niveles de tiroides. Una tiroides lenta sin dudas contribuye a que la mujer no quede embarazada.

Si una mujer tiene niveles muy bajos de progesterona, suele tener niveles muy altos de estrógeno que se convierte en la hormona predominante y, como resultado, suele sentirse emocional, irritable, ansiosa y tensa. Esto es muy común alrededor de los cincuenta años cuando la segunda hormona del dominó (la progesterona) desciende. Cuando los niveles de progesterona están optimizados (junto con los niveles de estrógeno, tiroides y testosterona, dado que se busca optimizar todas las hormonas a la vez), el cuerpo suele estar más tranquilo y no se siente gobernado por el aspecto emocional de la hormona de estrógeno que suele predominar.

Tres de los síntomas más comunes de las mujeres que tienen niveles bajos de progesterona son la irritabilidad, la incapacidad para dormir bien durante la noche y el síndrome premenstrual. Se hayan practicado una histerectomía o no, optimizar los niveles de progesterona suele ayudarlas a aliviar todos estos síntomas. No queremos "tapar" nada, sino que buscamos una solución permanente, y ese suele ser el resultado. Descubrí que, cuando los niveles de progesterona están optimizados, estos síntomas no suelen volver a aparecer, ¡y a las mujeres les encanta!

LA ZONA DE SALUD HORMONAL DE LA PROGESTERONA EN LAS MUJERES

Según LabCorp, los rangos de los niveles de progesterona en las mujeres fluctúan mucho. Considere los valores siguientes:[8]

Fase folicular: 0.1–0.9 ng/mL

Fase luteínica: 1.8–23.9 ng/mL

Fase ovulatoria: 0.1–12.0 ng/mL

En caso de embarazo, esos valores se alteran todavía más:

Primer trimestre: 11.0–44.3 ng/mL

Segundo trimestre: 25.4–83.3 ng/mL

Tercer trimestre: 58.7–214.0 ng/mL

Y en la etapa postmenopáusica:

0.0–0.1 ng/mL

Es interesante mencionar que el nivel de progesterona de un hombre es prácticamente nulo: 0.0–0.5 ng/mL. Si tiene valores más altos, presentará síntomas similares a la testosterona baja, principalmente, un descenso significativo en el deseo sexual si ingiere progesterona. Por lo tanto, ¡los hombres nunca deben usar progesterona en píldoras ni en crema!

Los hombres necesitan un nivel extremadamente bajo de progesterona, pero ninguna mujer quiere tener esos niveles. Winona, la mujer cuya historia conté al principio del capítulo, tenía niveles de progesterona tan bajos como un hombre, y ese era uno de los motivos por los cuales se sentía de ese modo y sufría de insomnio.

Por lo tanto, si está en la postmenopausia o le practicaron una histerectomía, ¿cuál es el nivel óptimo de progesterona? Para saber cuáles son los niveles hormonales optimizados debemos compararlos con los niveles que tenía a los veinte años. En ese momento, 10–20 ng/mL era el rango superior normal, y ese será el rango al que queremos llegar.

Los rangos normales recomendados para la progesterona en las mujeres son los siguientes:

Progesterona en la mujer adulta: 0.1–25 ng/mL

Progesterona en la mujer embarazada: 10–290 ng/mL

Progesterona en la mujer postmenopáusica: 0.1–1.0 ng/mL

En las mujeres embarazadas, el objetivo es conservar los niveles de progesterona lo suficientemente altos para mantener el embarazo. En las mujeres pre y postmenopáusicas, los niveles de progesterona deben ser similares a los siguientes:

Progesterona en la mujer adulta: 10–20 ng/mL

Progesterona en la mujer postmenopáusica: 10–20 ng/mL

La mayoría de las mujeres que necesitan terapia con progesterona suelen estar en la etapa postmenopáusica. Por lo tanto, recuperar un nivel de progesterona de 10–20 ng/mL es exactamente lo que el cuerpo necesita.

¿Cómo se suministra la progesterona? ¿En píldoras, comprimidos sublinguales o crema? En el caso de la progesterona bioidéntica, uno de los mejores métodos es colocar un comprimido sublingual debajo de la lengua antes de dormir. Los comprimidos sublinguales son fáciles de usar, no son costosos y son muy efectivos. Además, vienen en diferentes dosis. El mismo método funciona para las mujeres que intentan quedar embarazadas. La dosis sublingual u oral es la siguiente:

+ Para elevar los niveles de progesterona con el objetivo de optimizarlos: 75–300 mg a la hora de dormir. Comienzo a las mujeres de 65 años en dosis más bajas, como 75 mg, y controlo los niveles de progesterona.

+ Para elevar los niveles de progesterona con el objetivo de quedar embarazada: 50–75 mg por día y, a veces, más.

Tomar comprimidos sublinguales de progesterona bioidéntica antes de dormir, en general, le dará sueño. Si usted es una mujer que lucha contra la depresión o una enfermedad crónica, ¡es perfecto! Dormir bien por la noche es fundamental.

La progesterona micronizada se desarrolla a partir de plantas y coincide con la progesterona que existe en el cuerpo de la mujer. Como podemos imaginar, no es el caso de la progesterona sintética que causa la gran cantidad de efectos colaterales que mencionamos anteriormente. La terapia con progesterona bioidéntica es una de las herramientas sanitarias más poderosas que existen. Es decir, sentirse miserable por el resto de la vida ya no es una opción.

CAPÍTULO 12

RESPUESTAS SOBRE EL ESTRÓGENO PARA LAS MUJERES

ME ESTANQUÉ —DIJO LuAnn—. El cuerpo ya no me obedece. Hago dieta; no veo ningún cambio. Dejo de comer gluten; no veo ningún cambio. Hago más ejercicio; no veo ningún cambio. Voy al gimnasio; no veo ningún cambio. Estoy tentada de dejar de comer, pero no creo que eso funcione tampoco.

Era evidente que estaba desanimada.

—¿Cuál es el problema? —le pregunté en un intento de descubrir qué la molestaba más. Su historia clínica era bastante incompleta. No se había hecho análisis de sangre durante los últimos años.

—Básicamente, me siento como un ladrillo. Solía tener la figura de un reloj de arena y ahora estoy atrapada en esta forma —se quejó mientras se señalaba la cintura.

LuAnn había perdido sus curvas, pero no era obesa. Todos sus esfuerzos para mantenerse en forma la estaban ayudando, pero estaba en una caída gradual, y la dieta y el ejercicio no eran suficientes para detenerla.

—Mi esposo y yo tenemos todo el tiempo libre para hacer lo que tengamos ganas de hacer, y yo intento hacer ejercicio, caminar, correr, trotar, hasta practiqué yoga caliente, pero nada me ayuda demasiado —se lamentaba.

Tenía cincuenta y siete años, era madre de dos hijos grandes y estaba casada con un empresario que se retiró de manera anticipada. Vivían en un buen vecindario cerca de las montañas de Carolina del Norte, pero era obvio que ella no estaba disfrutándolo mucho últimamente.

—¿Su esposo está en forma? —le pregunté.

—Tiene un poco de panza, pero cuando ejercita en serio en el gimnasio durante unos meses, recupera el tono muscular de inmediato —me explicó—. Pero no es mi caso. Nada me funciona.

Le hicimos un análisis de sangre y, unos días después, confirmamos mis sospechas. Cuando LuAnn regresó por los resultados, le expliqué que parecía que su cuerpo estaba cautivo de la cruel y despiadada reina del estrógeno: ¡la estrona! No entendió.

Se lo expliqué a ella tal como lo había explicado en el capítulo 10, le conté que las mujeres tienen tres estrógenos principales (E1: estrona; E2: estradiol; y E3: estriol) y que dentro de su cuerpo se libraba una batalla entre dos estrógenos completamente diferentes que competían entre sí. Eso sí tenía sentido para ella. Luego, le conté a LuAnn sobre las tres hormonas dominó, que también se explican en el capítulo 10.

HECHO COMPROBADO

La única "prevención" que se conoce para la enfermedad de Alzheimer y la demencia es la optimización de los niveles de estradiol y testosterona.[1]

Ya señalé que cuando la estrona toma el control, las mujeres suelen tener síntomas adicionales que van mucho más allá de los síntomas físicos de los cuales se quejan. (Enumeraré estos síntomas más adelante en este capítulo).

—Cuando el nivel de estradiol desciende, la estrona toma el control, y las mujeres tienden a envejecer a toda velocidad —agregué.

Lo entendió y, de inmediato, me reclamó:

—¿Y qué tengo que hacer para destronar a la estrona?

La caída que viven todas las mujeres

Al igual que millones de mujeres, LuAnn se encontró en una pendiente resbaladiza de estrógeno justo en el momento en el cual la cantidad de estrógeno deseada (estradiol) es mucho menor que la cantidad de estrógeno no deseada (estrona).

Las mujeres pueden sentirlo. Ellas saben que les está pasando algo en el cuerpo y pueden verlo en el espejo, pero raras veces enferman de la noche a la mañana. Como es una caída gradual, se le suele echar la culpa al envejecimiento. O suelen pensar: "Este verano, haré dieta y, con eso, solucionaré todo".

Sin embargo, como el nivel de estradiol bueno disminuye y el nivel de estrona mala aumenta, comienzan a aparecer cada vez más síntomas, tal como le expliqué a LuAnn. Una por una, las mujeres comienzan a notar muchos de los síntomas que se incluyen en el siguiente cuadro, que usted puede autoevaluar.

SÍNTOMA	EVALUACIÓN			
	0 (NUNCA)	1 (A VECES)	2 (FRECUENTEMENTE)	3 (SIEMPRE)
Aumento de alergias, independientemente de la temporada de alergias	0	1	2	3
Incapacidad para pensar con claridad	0	1	2	3
Dificultad para dormirse y permanecer dormida	0	1	2	3
Sequedad en todos lados; en especial, sequedad vaginal	0	1	2	3
Niveles de energía extremadamente bajos	0	1	2	3
Agotamiento al despertarse	0	1	2	3
Cefaleas	0	1	2	3
Incapacidad para perder peso; en especial, en el abdomen	0	1	2	3
Aumento de la ansiedad	0	1	2	3
Disminución de la masa ósea	0	1	2	3
Aumento del vello facial	0	1	2	3
Irritabilidad	0	1	2	3
Pérdida de las curvas	0	1	2	3
Trastornos de memoria	0	1	2	3
Infecciones en la vejiga más frecuentes	0	1	2	3
Dolor muscular y articular	0	1	2	3
Senos firmes que comienzan a aumentar su flacidez	0	1	2	3
Posibles latidos irregulares	0	1	2	3
Orgasmo infrecuente	0	1	2	3
Sequedad vaginal	0	1	2	3
Comienzan a aparecer arrugas en toda la piel flácida	0	1	2	3

Esta puede ser una caída de la que no se salva ninguna mujer, pero también es una caída de la que quieren levantarse cuanto antes. Por suerte, levantarse es posible cuando optimizan sus niveles hormonales.

¿Por qué el estrógeno se volvió en mi contra?

Parece que el estrógeno se volvió en contra de las mujeres. Las características femeninas de "mujer joven" que les brindaba un estrógeno, de repente, en unos pocos años, se convirtieron en características no tan atractivas de "señora mayor" provenientes de un estrógeno distinto. ¿Qué es lo que sucede?

En primer lugar, el hecho de que existan tres tipos diferentes de estrógeno en el cuerpo aclara muchas cosas. El siguiente factor que las mujeres deben comprender es que la menopausia, simplemente, apaga el mecanismo de los ovarios. Dejan de producir óvulos y detienen la producción óptima de hormonas. Piense en lo siguiente:

> **La armonía perfecta del estrógeno:** Antes de que las mujeres entren a la menopausia, el estradiol se producía, principalmente, en los ovarios y, en menor medida, en las glándulas suprarrenales, en el hígado y en el tejido adiposo. Todo el estradiol que necesitan se convierte de manera maravillosa en los ovarios. El estradiol es el estrógeno que hace que una mujer se vea joven y femenina con una cintura esbelta, senos firmes, piel suave, vagina húmeda, buen humor y cabello brillante y grueso.

HECHO COMPROBADO

- Menopausia: Se diagnostica pasados los doce meses sin menstruación.

- Postmenopausia: Es la etapa de la vida posterior a la menopausia.

La pesadilla del estrógeno: Cuando las mujeres entran a la menopausia, de repente, los ovarios dejan de producir estradiol. Eso significa que cantidades muy pequeñas de estrógeno se convierten en estradiol. (¡Si le extrajeron los ovarios, la conversión de estrona en estradiol se detuvo de repente y, prácticamente, por completo!) Sin embargo, los demás lugares del cuerpo —como el hígado, las glándulas suprarrenales y el tejido adiposo— siguen produciendo estrona, pero casi no se produce la conversión de dicha estrona en estradiol en ningún lugar del cuerpo. Esto genera todos los síntomas no deseados que ya mencionamos en este libro.

Esto es lo que sucede. Básicamente, el estrógeno deseado (estradiol) deja de producirse después de la menopausia. Es posible que todavía se conviertan cantidades mínimas de estradiol en otras partes del cuerpo, pero nunca alcanzará los niveles que tenía antes de la menopausia.

¿Recuerda la historia de Sara en la Biblia? Ya había dejado atrás sus años fértiles. Es probable que la estrona fuera el estrógeno predominante en su cuerpo, pero es posible que aún tenía algo de estadiol ya que era mayor y hermosa. Las posibilidades de quedar embarazada eran nulas, ¡hasta que Dios intervino!

Cuando las mujeres son jóvenes, tienen el doble de estradiol que de estrona (proporción dos a uno). A su cuerpo, le encanta; pero esa proporción suele arruinarse cuando llega la menopausia o después de esta. Y cuando cae la última ficha del dominó hormonal, esa proporción no podrá recuperase nunca más sin ayuda. ¡Es el fin!

¡Pero puede restablecer su cuerpo y recuperar esos valores! ¡Puede comenzar a invertir el proceso de envejecimiento! Y la respuesta puede sorprenderla.

LA ZONA DE SALUD HORMONAL DEL ESTRÓGENO EN LAS MUJERES

Optimizar los niveles hormonales del estrógeno no solo implica potenciar los niveles de estradiol (E2) para lograr la proporción dos a uno con relación a la estrona (E1), sino también reducir los niveles de la hormona folículo estimulante (FSH) a un valor inferior a 23 IU/L (unidades internacionales por milímetro). Se lo explicaré.

El estradiol puede ser como una espada de doble filo para algunas mujeres. Los niveles normales altos de estradiol pueden causar sangrado uterino disfuncional; períodos dolorosos e intensos; dismenorrea grave; enfermedad fibroquística de la mama; y la aparición de períodos menstruales en mujeres postmenopáusicas. También provoca la mayoría de los trastornos ginecológicos, incluidos los miomas uterinos, la endometriosis y algunos cánceres femeninos. Por esos motivos, no optimizo los niveles de estrógeno en las mujeres, y algunas mujeres hasta deberían evitar los estrógenos (por ejemplo, aquellas mujeres que padecen cáncer de mama, ovarios o útero). Las mujeres con endometriosis y miomas necesitan cantidades mucho más bajas de estradiol para no reactivar las enfermedades.

En general, me concentro en la FSH, que es una hormona hipofisaria, para ayudar a las mujeres a evitar la mayoría o todos los síntomas mencionados anteriormente. Si el nivel de la FSH en las mujeres es superior a 23 IU/L en dos muestras independientes de sangre tomadas con un intervalo de dos semanas, significa que están menopáusicas y ya no son fértiles. Pueden dejar de tomar píldoras anticonceptivas sin miedo a quedar embarazadas. Luego de la menopausia, mi objetivo es proporcionarles estradiol suficiente para que el nivel de la FSH esté por debajo de 23 IU/L. En mi experiencia, las cápsulas (*pellets*) de estradiol suelen funcionar mejor para reducir los niveles de la FSH a 23 o menos.

Cuando la FSH está por debajo de 23, en general, la mayoría de los síntomas principales de la menopausia desaparecen, incluida la sequedad vaginal, los sofocos, la sudoración nocturna, el dolor en las relaciones sexuales, las pocas horas de sueño y las alteraciones en el humor. Los sofocos y la sudoración nocturna suelen ser consecuencia de un aumento de la FSH que activa el sistema nervioso simpático para liberar adrenalina, lo cual, en consecuencia, genera una respuesta al estrés estimulada por un aumento de la frecuencia cardíaca.

EFECTOS COLATERALES

- **¿Qué sucede con los períodos menstruales?** Las mujeres no quieren volver a tener el período y la terapia de reemplazo con hormonas bioidénticas en forma de cápsulas (*pellets*) puede hacer que algunas mujeres vuelvan a tener el período. **La respuesta:** Si las mujeres quieren cápsulas (*pellets*) de estradiol, aumentar los niveles de progesterona detendrá el sangrado en un noventa por ciento de las veces. Algunas mujeres podrían necesitar usar estradiol bioidéntico y crema de estriol (como Biest) o un parche transdérmico en lugar de *pellets* para evitar el sangrado.

- **¿Qué sucede con el cáncer de mama?** Las hormonas bioidénticas no producen cáncer de mama. Los recursos en línea le dirán que sí, pero no es verdad. La Iniciativa para la Salud de la Mujer demostró una disminución del veintitrés al treinta y tres por ciento en cáncer de mama, en las mujeres que solo toman estrógeno.[2] Pero si las mujeres padecen de cáncer de mama, no recomiendo que usen cápsulas (*pellets*) de estradiol ni ningún tipo de estrógeno. **La respuesta:** Las cápsulas (*pellets*) de testosterona son buenas. Recomiendo tomarlas con un inhibidor de la aromatasa (como Arimidex) para evitar que la testosterona aromatice el estrógeno. Cuando el cáncer está en remisión, receto crema vaginal de estriol dos veces a la

semana. También recomiendo que las mujeres se hagan
una mamografía cada uno o dos años.

- ¿Qué sucede con los miomas, la endometriosis, los coágulos sanguíneos o el dolor pélvico? El estradiol no es la
  causa, pero puede empeorar estos trastornos. La respuesta: Use dosis más bajas de cápsulas (*pellets*) de estradiol
  o reduzca la dosis de estradiol bioidéntico/estriol en
  crema (como Biest) o los parches o la crema vaginal de
  estradiol. También considere usar crema de estriol al 0,3
  por ciento en los labios de la vulva y en la vagina una o
  dos veces por semana. Es el estrógeno más débil y existen
  menos probabilidades de que estimule estos trastornos.

Hay otra parte del proceso de optimización del estrógeno que también
debe tener en cuenta. Cuando las mujeres llegan a la menopausia, y comienza
la guerra entre la estrona y el estradiol, sucede algo en segundo plano que
no suele recibir mucha atención. Dos hormonas hipofisarias fundamentales
para la reproducción, la hormona foliculoestimulante (FSH, por sus siglas en
inglés) y la hormona luteinizante (LH), comienzan a aumentar sin resistencia. Cuanto menor sea la cantidad de estradiol en su sistema, mayor será la
cantidad de estas dos hormonas (en especial, de la LH); y, en general, cuanto
más altos sean esos valores, hay más probabilidades de que experimente una
mayor degeneración cerebral.

¡Así es! Mantener estas dos hormonas bajo control mediante la optimización de los niveles hormonales (en especial, del estradiol y la testosterona)
puede ayudar a evitar la enfermedad de Alzheimer y la demencia.[3] ¿Quién
necesita otro motivo para optimizar los niveles hormonales?

HECHO COMPROBADO

Una de cada diez mujeres de cuarenta a cuarenta y cuatro
años sufrió una histerectomía.[4]

¿Recuerda a Becky a quien mencioné al inicio del capítulo 10? Su nivel de
FSH era 150 IU/L, aproximadamente, cuando vino por primera vez a verme.
Era un valor muy malo para su salud, en especial, para su cerebro y, por eso,
envejecía a gran velocidad. Al igual que en el caso de Becky, sus niveles de

la FSH deben estar por debajo de las 23 IU/L. Cuando su nivel de la FSH desciende, su LH hace lo mismo.

LA ZONA DE SALUD HORMONAL DEL ESTRÓGENO EN LAS MUJERES

Con todos los beneficios conocidos producto de la optimización de los niveles de estradiol, desde el metabolismo hasta la pérdida de peso, la salud cardíaca y la prevención de enfermedades, me sorprende que la mayoría de los médicos detenga toda terapia estrogénica diez años después de la menopausia. Tal vez, esto se debe a que algunas personas dicen que, tras tomarlo durante largos períodos, los riesgos pueden superar los beneficios; sin embargo, en mi experiencia, eso no es lo que sucede con el estrógeno bioidéntico. (Y si los médicos recetan estrógeno, recetan la antigua hormona Premarin extraída de la orina de yeguas gestantes —que el cuerpo no puede utilizar correctamente— la que causa muchos efectos colaterales graves). Esto significa que millones de personas de unos sesenta años comienzan a experimentar un envejecimiento veloz y una degeneración cerebral repentinos y contra su voluntad. Y todo esto es innecesario. El envejecimiento veloz y otros síntomas negativos no tienen por qué suceder. Al optimizar los niveles hormonales, las mujeres generalmente pueden detener el reloj o, mejor aún, ¡volver el tiempo atrás!

HECHO COMPROBADO

Las mujeres pierden el treinta por ciento del colágeno de la piel durante los primeros cinco años después de la menopausia. El estrógeno revierte esta tendencia y aumenta el colágeno de la piel, previniendo arrugas.[5]

Existen diversas formas de aplicación del estrógeno según sus necesidades. Antes de explicar cada aplicación, quiero mencionar que, además de tomar estrógeno, las mujeres (al igual que los hombres) necesitan tomar diindolilmetano (DIM), un suplemento natural hecho a base de brócoli, para disminuir el nivel de estrona y ayudar a restablecer la proporción dos a uno de estradiol y estrona. Un comprimido de 150 mg por día (dos veces por día en el caso de los hombres) es suficiente. (Vea el apéndice F).

Cremas

Las cremas son un tratamiento rápido y sencillo y, en general, no son costosas. Se las suele aplicar una vez al día. Por ejemplo, puede aplicar una crema antiarrugas de estriol una vez al día. Primero humedezca las manos con agua, aplique 1 ml de la crema en el rostro, el cuello y el dorso de la mano. El estriol hace maravillas con el colágeno. Y, tras un par de meses, ¡se suele notar una gran diferencia! Algunas pacientes me dicen que sus amigas creyeron que se habían hecho un estiramiento en el rostro. Una farmacia que se especializa en formulación de fármacos la hace para mis pacientes y la llamamos la crema antiarrugas.

Las cremas suelen requerir una aplicación diaria. Sin embargo, a medida que las mujeres envejecen, la piel puede perder parte de su capacidad para absorber estrógeno. Por eso, a medida que pasa el tiempo, puede ser necesario aumentar la dosis o cambiar el método de aplicación.

Existe otra crema para tratar la sequedad vaginal y la atrofia. Las mujeres con esta condición se sienten miserables, pero la crema de estradiol funciona muy bien para restablecer los flujos vaginales. Se pueden aplicar las cremas en los labios de la vulva y la vagina o en la piel. Suelo recomendar una crema de estriol/estriol en una proporción de 1 a 1 (como Biest) dos o tres veces por semana y para algunas diariamente. Algunas mujeres solo pueden tolerar la crema de estriol (no quieren recuperar los períodos menstruales o tener dismenorrea o miomas, manchado, sensibilidad en los senos, que son los posibles efectos colaterales del estradiol) que es el estrógeno más débil y se aplica en los labios de la vulva y en la vagina solo una o dos veces por semana.

Parches

Los parches también son un tratamiento sencillo, rápido y, en general, poco costoso. Duran unos días; por lo tanto, es probable que solo necesite uno o dos por semana, pero algunas mujeres dicen que los parches se les salen después de bañarse o de nadar o que les pican. Depende de cada persona.

Comprimidos sublinguales

Los comprimidos sublinguales también son un tratamiento rápido y sencillo y, en general, no son costosos. Solo debe colocar un comprimido una vez por día debajo de la lengua o para una mejor absorción entre el labio inferior y la encía, donde se disuelve en minutos. Por eso, es un método efectivo y sencillo que funciona sin problemas.

Si no redujo su nivel de FSH a un valor inferior a 23 con las dosis óptimas mencionadas anteriormente, entonces, las inyecciones o las cápsulas son la siguiente opción para usted.

Inyecciones

Las inyecciones de estradiol una vez por semana son un tratamiento sencillo y, en general, indoloro si se las aplica con agujas pequeñas. Además, es un
tratamiento poco costoso.

Cápsulas (*pellets*)

Insertar las cápsulas debajo de la piel lleva solo unos minutos, el procedimiento es casi indoloro y las cápsulas pueden durar de tres a cinco meses. Es
el mejor modo de trasmitir estrógeno (y testosterona) porque liberan dosis
constantes. Es mucho más costoso que los otros métodos, pero funciona
increíblemente bien y suele reducir el nivel de FSH más rápido y de manera
más sistemática que cualquier otro método.

Una vez más, usted decide qué método de aplicación desea utilizar. Hable
con su médico. Según los pasos que necesite dar para optimizar los niveles de
estrógeno, puede utilizar un método de aplicación u otro. Una vez que haya
elegido el método de aplicación de su preferencia, las hormonas bioidénticas
harán maravillas en su cuerpo y, en general, provocarán un cambio tan drás-
tico que las mujeres volverán a sentirse jóvenes y femeninas otra vez.

HECHO COMPROBADO

La obesidad aumenta la producción de estrona (estrógeno
en mujeres mayores).[6]

No importa la edad que tenga, nunca es tarde para comenzar. Pero si yo
tuviera que sugerir un cronograma para las mujeres, sería el siguiente:

+ A los cuarenta años, o quizás antes, optimizar los niveles de
  testosterona.
+ A los cuarenta y cinco años, comenzar con la progesterona.
+ A los cincuenta años (que es la edad promedio en la que
  aparece la menopausia), comenzar con el estrógeno.

Y usted puede mantenerlo hasta los cien o ciento veinte. Básicamente, la
terapia de reemplazo con hormonas bioidénticas puede mantenerla joven y
saludable por el tiempo que desee.

CUANDO EL ESTRADIOL RECUPERA EL PODER

Cuando su cuerpo recupera la proporción preferida de dos a uno de estradiol
y estrona, y el nivel de FSH está por debajo de 23 IU/L, ¡su cuerpo vuelve a

¡vivir! Muchas mujeres dicen que es como si alguien hubiera vuelto a encender las luces. ¿Qué significará eso para usted? Todas las pacientes son diferentes, pero debajo encontrará algunos resultados que mis pacientes experimentaron al alcanzar niveles optimizados de estradiol.

Para su metabolismo:

+ Pérdida de peso
+ Mejoría del metabolismo
+ Más energía y menos fatiga
+ Mejoría del tomo muscular
+ Mayor sensibilidad a la insulina
+ Elevación de la temperatura corporal
+ Prevención contra la obesidad

Para su corazón:

+ Menor tensión arterial
+ Mejora del flujo sanguíneo
+ Protección contra los accidentes cerebrovasculares
+ Disminución del colesterol malo (LDL)
+ Aumento del colesterol bueno (HDL)
+ Protección contra ataques cardíacos

Para su piel:

+ Aspecto más joven
+ Menos arrugas
+ Piel más lisa, incluso en los labios
+ Piel más suave
+ Rehidratación integral, incluida en la piel

Para su cerebro:

+ Menor riesgo de padecer enfermedad de Alzheimer
+ Menor riesgo de padecer enfermedad de Parkinson
+ Menor riesgo de padecer demencia
+ Niveles más altos de neurotransmisores

- Mejor memoria
- Mayor concentración
- Facilidad para quedarse dormida y permanecer en ese estado
- Mayor deseo sexual
- Mejor humor

Para sus huesos:

- Huesos más fuertes
- Protección contra la osteoporosis
- Dientes más fuertes

Para sus ojos

- Protección contra la pérdida de visión
- Menor sensibilidad a la luz
- Ojos menos secos

Para sus senos:

- Senos más firmes
- Riesgo reducido de padecer cáncer de mama cuando se lo combina con testosterona

Para su cabello y sus uñas:

- Cabello más grueso
- Uñas más fuertes

Independientemente de los síntomas que presente, puede esperar una mejoría en ellos si logra niveles hormonales optimizados, pero su cuerpo responderá de manera diferente que las demás personas. Siempre ocurre esto.

Un buen ejemplo es Cassie. Le habían realizado una histerectomía antes de cumplir los treinta años y solo le recetaron Premarin. ¡Los efectos colaterales fueron horribles durante diez largos años! Parecía una fumadora empedernida, pero no había fumado en la vida.

HECHO COMPROBADO

Nunca incorpore estrógeno por vía oral. Puede elevar la presión arterial, causar cálculos biliares, elevar las enzimas hepáticas, aumentar el peso y aumentar el deseo de comer carbohidratos y almidones. En su lugar use un fármaco de administración tópica (crema), un comprimido sublingual (bajo la lengua), un parche (sobre la piel), una inyección (en el muslo o nalga) o una cápsula (debajo de la piel) o *pellet*; pero no tome una píldora. Al igual que usted, su hígado no quiere envejecer de manera prematura.[7]

Dos días después de comenzar el tratamiento con terapia de hormonas bioidénticas, en la cual incluí testosterona, estradiol y progesterona (para dormir), dijo que se sentía una mujer diferente. Comenzó a sentirse bien y positiva otra vez, lo cual fue una conmoción para su sistema luego de diez años de sentirse triste y miserable. Sus arrugas disminuyeron significativamente y el colágeno de su piel se restableció parcialmente. Su cabello volvió a ser grueso y hermoso, la grasa de su abdomen desapareció y sus curvas femeninas aparecieron otra vez. Y dejó de tomar antidepresivos. Su esposo dijo que era un verdadero milagro.

Sinceramente, creo que cuando su nivel de FSH esté por debajo de 23, ¡usted tendrá su propia historia para contar! Todas las mujeres deberían hacerse una mamografía antes de iniciar una terapia de reemplazo de estrógenos (y repetirla una vez por año o cada dos años), y todas las mujeres deberían incorporar progesterona micronizada a menos que se les haya practicado una histerectomía.

HECHO COMPROBADO

DMI aumenta la fase 1 de desintoxicación de los estrógenos a 2- hidroxiestrona (2OHE1). La vía 2OH tiene el riesgo más bajo de cáncer de mama y no estimula el crecimiento celular. Cuando 2OHE1 es metilado en la fase 2 de desintoxicación en el hígado, es un protector contra el cáncer. La dosis de DIM necesaria para lograr este efecto protector es de 200 a 300 mg al día.

CAPÍTULO 13

HASTA LOS HOMBRES NECESITAN UN POCO DE ESTRÓGENO

A DIFERENCIA DE JOE, a quien mencioné en el capítulo 7, Richard no elevó sus niveles de estrógeno por medio de inyecciones de dosis altas de testosterona con el objetivo de desarrollar músculos fuertes. (El exceso de testosterona aromatiza, o se convierte en estradiol). Richard lo hizo naturalmente. Dejó que la gravedad hiciera todo el trabajo.

En la escuela secundaria, Richard practicaba deportes en diversas disciplinas como fútbol y atletismo. En la universidad, practicó Ultimate Frisbee y jugaba al baloncesto todos los fines de semana. Era delgado y magro, no tenía un gramo de grasa en ninguna parte del cuerpo.

Sin embargo, cuando llegó al mundo corporativo, dejó de lado el estado físico. Cuando su cintura de treinta pulgadas (setenta y seis centímetros) se convirtió en una cintura de cuarenta pulgadas (ciento un centímetros), se asoció al gimnasio local, pero tenía tantos compromisos en su agenda, que casi no iba. Su cintura siguió aumentando. A los treinta y seis años, Richard no podía creer lo que le había pasado.

Había entrado con firmeza en la categoría de obeso. En ese estado, Richard vino a verme no porque quería perder peso, sino porque había leído sobre la obesidad en los hombres y conocía las estadísticas sobre las enfermedades que eran consecuencia de la obesidad. También había leído sobre la terapia de reemplazo hormonal y quería comenzar de inmediato. Ya sabía lo que necesitaba.

—Supongo que mis niveles de testosterona están bajos —dijo cuando nos conocimos.

—Y sus niveles de estrógeno están demasiado altos —agregué.

Los análisis de sangre que le había realizado su médico anterior eran incompletos, por lo tanto, le indicamos nuevos análisis para tener una mejor idea de su estado de salud en general. Sin dudas, su nivel de testosterona estaba bajo y su nivel de estradiol estaba alto. Llegó con un nivel de estradiol de 125 pg/mL. Ese nivel debería haber estado dentro de un rango de 20 a 70 pg/mL. Suelo recomendar un rango de 20 a 50 pg/mL. Su nivel de testosterona total era 295 ng/dL. ¡Demasiado bajo! Ese nivel debería haber sido, al menos, 500 ng/dL. Optimizado, ese nivel debería haber estado dentro de un rango de 900 a 1100 ng/dL —que es el rango dentro del cual estaban los niveles de Richard cuando estaba en la universidad—, pero puede llegar a un valor de 1200.

—Por su peso, está en una situación lamentable —le expliqué.

—Sí, lo sé —me respondió—. Y va a seguir empeorando. Mis niveles de testosterona seguirán descendiendo, mis niveles de estrógeno subirán y la mayoría de los hombres como yo terminan padeciendo enfermedades como diabetes tipo 2, cardiopatías y cáncer de próstata, entre otras. ¡Y solo tengo treinta y seis años!

Antes de que yo pudiera decir algo, agregó:

—Leí muchos artículos sobre la terapia de reemplazo con hormonas bioidénticas. Quiero comenzar ya. ¿Qué tengo que hacer?

HECHO COMPROBADO

En el hombre, el estrógeno se produce en el hígado, los músculos, el cerebro y las células adiposas. La obesidad baja los niveles de testosterona y aumenta los niveles de estrógeno de manera automática y continua.

—Para tener un estado de salud general bueno, sin dudas, debe optimizar sus niveles hormonales, pero no se trata solo de las hormonas —le expliqué—. Una dieta saludable y una rutina de ejercicios también forman parte del plan.

—Haré lo que sea necesario —me dijo.

Por suerte, Richard tenía solo treinta y seis años. Si tuviera cincuenta y seis, sesenta y seis o setenta y seis años, las enfermedades que estaba intentando evitar ya se habrían convertido en una realidad. Estaba actuando de la manera correcta.

De todos modos, le dije que el mejor plan era avanzar lentamente. Necesitaba una buena dosis de testosterona, pero le impresionaban las inyecciones y, además, decía que no podía acordarse de aplicar crema o gel de testosterona durante sus horas de trabajo. Sentía que la mejor opción eran las cápsulas.

HECHO COMPROBADO

Las personas que comen mucha soja tienden a tener niveles elevados de estrógeno y niveles bajos de testosterona. Si intenta potenciar sus niveles de testosterona, evite la soja.

También comenzó la dieta keto (consulte el apéndice F) ya que necesitaba dejar de consumir carbohidratos y aumentar las proteínas y la ingestión de grasas saludables. Eligió una rutina de ejercicios con pesas libres y correr tramos breves en una cinta en casa. También comenzó a usar las escaleras en lugar del ascensor y, a la hora del almuerzo, salía a caminar.

A las pocas semanas, el cambio comenzó a verse. Primero, notó definición muscular en los brazos y los hombros, pero pronto comenzó a notarla en las piernas. La cintura le llevó más trabajo debido a la grasa abdominal que se había acumulado, pero ya había perdido casi treinta y cinco libras (quince kilogramos) antes de la segunda ronda de cápsulas. Cuando regresó por más cápsulas, a los seis meses, se veía completamente distinto. Era casi imposible reconocerlo con su nuevo traje de treinta y cuatro pulgadas (ochenta y seis centímetros) de cintura.

Ahora, Richard solo viene dos veces al año. Sus niveles de testosterona permanecen dentro del nivel correcto a 900 ng/dL, aproximadamente, y su nivel de estrógeno bajó a unos 45 pg/mL. Toma 150 mg de diindolilmetano (DIM) dos veces al día para que la conversión de estrógeno siga siendo baja y equilibrada. En total, perdió unas ochenta libras (treinta y seis kilogramos). Y en sus caminatas del mediodía, cuando pasa por las canchas de baloncesto del parque, parece un deportista que se puso un traje formal. Le gusta.

EL ESTRÓGENO ES BUENO Y MALO PARA LOS HOMBRES

El estrógeno es una de esas cosas que es buena en la cantidad justa, pero es mala si tiene demasiado o si tiene muy poco. La cantidad correcta de estradiol es buena para la fuerza ósea, el número de espermatozoides, el metabolismo del colesterol, la claridad mental y un libido sano, por nombrar solo algunos de los aspectos importantes del estrógeno para los hombres.

Sin embargo, es común que el hombre tenga demasiado estrógeno. Esto sucede cuando los niveles de testosterona bajan debido al envejecimiento, la obesidad, el estilo de vida, la falta de ejercicio, el estrés y los interruptores endocrinos, entre otros. Se demostró que demasiado estrógeno puede provocar la formación de coágulos anormales o coágulos sanguíneos.[1] Y los niveles excesivos de estrógeno también pueden aumentar el riesgo de padecer un accidente cerebrovascular.[2]

A medida que disminuye la testosterona, el estrógeno suele aumentar. Un hombre saludable necesita mantener, al menos, una proporción de diez a uno de testosterona (ng/dL) y estrógeno (pg/mL). El nivel de testosterona total, que era de 295 ng/dL, y el nivel de estradiol, que era 125 pg/mL, indicaban que esta proporción en el caso de Richard era dos a uno. Era extremadamente baja y, tal como él entendía perfectamente, muy mala para su salud.

Cuando optimizó sus valores a 900 ng/dL (testosterona total) y 45 pg/mL (estradiol), aproximadamente, dicha proporción era veinte a uno. Y ese es el motivo por el cual probablemente disfrutaba de tener veinte años. A medida que Richard mejoró su estilo de vida, especialmente, la dieta y el ejercicio, sus niveles de testosterona aumentaron. Básicamente, su cuerpo comenzó a estar más en forma y las cápsulas de testosterona causaban un efecto mayor. ¿Debía reducir la dosis o mantenerla? Eligió mantener la dosis porque le encantaba esa nueva persona en la que se había convertido con los niveles optimizados.

Cuando la proporción está por debajo de diez a uno, los niveles de estrógeno están muy altos y eso tiene como consecuencia muchos malestares. Estos son algunos de los síntomas que he visto en los hombres que tienen demasiado estrógeno en el cuerpo:

- Laguna mental
- Falta de deseo sexual
- Falta de erecciones
- Número bajo de espermatozoides
- Coágulos sanguíneos
- Retención de líquidos
- Ginecomastia (senos masculinos)

EFECTOS COLATERALES

Lograr que los niveles de estrógeno en los hombres estén "dentro del rango" recomendado no tiene efectos colaterales negativos. Al contrario, como resultado, su salud mejora directamente.

También aumenta el riesgo de padecer cáncer de próstata[3] y enfermedades cardíacas cuando los niveles de estrógeno (estradiol) en los hombres son demasiado altos.[4]

Si tiene un nivel de estrógeno demasiado bajo, también puede perder el deseo sexual, tener pocas erecciones y ningún tipo de libido. Tampoco es saludable para el cerebro tener niveles de estrógeno demasiado bajos, y a nadie le gusta tener lagunas mentales.

Los niveles bajos de estrógeno no solo ocurren naturalmente. A veces, se producen como consecuencia de que los pacientes toman un inhibidor de la aromatasa durante demasiado tiempo sin que un médico controle el valor de los estrógenos. Los inhibidores de la aromatasa son buenos porque reducen la cantidad de estrógeno y la conversión de testosterona en estrógeno, pero sin un monitoreo cuidadoso, los niveles de estrógeno pueden llegar a valores demasiado bajos. Eso es lo bueno del DIM; disminuye los niveles de estrógeno, pero no a valores demasiado bajos.

Tengo un paciente cuyo nivel de estradiol era tan solo 5 pg/mL. Un valor demasiado bajo. Le quitamos el inhibidor de la aromatasa y le dimos DIM, al mismo tiempo que administrábamos la terapia con testosterona, y sus niveles de estrógeno aumentaron y permanecieron dentro del rango.

LA ZONA DE SALUD HORMONAL DEL ESTRÓGENO EN LOS HOMBRES

Optimizar los niveles de estrógeno en los hombres suele coincidir con sus niveles de testosterona. Están relacionados. Si aumenta la testosterona, los niveles de estrógeno, en general, también aumentan; si baja la testosterona, el estrógeno también baja. El objetivo es alcanzar, al menos, una proporción de diez a uno de testosterona (ng/dL) y estrógeno (pg/mL).

Cuando el hombre comienza a usar crema, inyecciones o cápsulas de testosterona, se produce la aromatización o conversión en estrógeno de parte de la testosterona. Algunos hombres tienen excesiva aromatización, en especial, los hombres mayores y los hombres obesos. Recuerde, el rango normal del estrógeno (estradiol) en el hombre es de 20 a 70 pg/mL. Al optimizar los valores de estradiol en los hombres, recomiendo tener como objetivo un rango de estradiol de 20 a 50 pg/mL. Para estar dentro de la zona hormonal del estradiol, los hombres necesitarán tomar DIM (150 mg, dos veces por día). Es el modo más seguro de reducir los niveles de estrógeno sin que alcance valores demasiado bajos.

Los hombres que nunca controlaron sus niveles de estrógeno y creen que podrían tener síntomas de estrógeno bajo o alto deben hacerse un análisis de sangre que mida el nivel de estradiol. Así, usted y su médico sabrán cuál es el tratamiento adecuado. Los niveles de estrógeno suelen ser muy fáciles de tratar en los hombres.

Puede resultar sorprendente que los hombres necesiten controlar los niveles de estrógeno. Debe tenerlo en cuenta. Cuando estamos aprendiendo a manejar, nos enseñan a controlar los "puntos ciegos". Esos puntos no son peligrosos en sí mismos. Pero cuando es necesario actuar, los puntos ciegos se vuelven muy importantes.

El estrógeno cumple una función muy pequeña, pero puede generar un impacto importante si no funciona bien. ¡Ahora ya sabe más que suficiente para mantenerlo bajo control!

CAPÍTULO 14

RESPUESTAS SOBRE LA TESTOSTERONA PARA LOS HOMBRES

BIOLÓGICAMENTE, LA TESTOSTERONA es lo que hace que un hombre sea un hombre. Se produce, principalmente, en los testículos, pero también en las glándulas suprarrenales. Por sobre todas las cosas, la testosterona ayuda a aumentar la masa y la fuerza muscular, y a quemar grasas. También protege al cerebro, ayuda a mejorar la memoria, ayuda a evitar y revertir la depresión y la irritabilidad, disminuye la inflamación de todo el cuerpo, aumenta la energía, evita la debilidad y la fragilidad y ayuda a mantener alto el deseo sexual y a tener erecciones potentes y saludables.

HISTORIAS DE PACIENTES

Cada hombre que optimiza sus niveles hormonales tiene su propia historia para contar. A continuación, le contaré la historia de cuatro pacientes que podrían inspirarlo.

El dolor crónico de Lou

Lou era pintor de casas y, un día, se cayó de un techo y se fracturó la espalda. Decir que vivía con un dolor crónico horrible es un eufemismo. Tenía alrededor de cincuenta y cinco años cuando optimizamos sus hormonas, le dimos una dieta antiinflamatoria y algunos suplementos antiinflamatorios. Unos meses después, su dolor se había reducido, y él lo calificaba de "suave". Pudo recuperar su vida y retomar su trabajo gracias, en parte, a restablecer los niveles de testosterona a los valores que tenía a los veinte o veinticinco años.

La sarcopenia de Jerry

Jerry tenía ochenta y dos años y arrastraba los pies para ir a cualquier lugar. Su caja torácica estaba apoyada sobre la pelvis y tenía un vientre protuberante. Estaba prácticamente congelado en esta posición, lo cual lo hacía parecer mayor de lo que era. Cuando verificamos su nivel de testosterona,

¡era un número de un solo dígito: 9! Los hombres necesitan testosterona, y a él no le quedaba prácticamente nada en el sistema. Era increíble.

Inició el tratamiento con terapia de reemplazo hormonal con testosterona y una rutina de ejercicios liviana que incluía estiramiento y desarrollo muscular. Por supuesto, hubiera sido mejor para Jerry prevenir esto años antes, pero incluso a esta edad, su problema tenía solución. Su equilibrio débil desapareció a medida que sus músculos recuperaron la fuerza. Todavía está un poco encorvado, pero está activo y atlético y, además, su vientre se redujo, incluso en este estado. Ahora se veía diez años más joven y había extendido su independencia por quién sabe cuántos años más.

DROGAS QUE MATAN LA TESTOSTERONA EN LOS HOMBRES

1. Estatinas para bajar el colesterol

2. Determinados hipotensores; entre ellos, Aldactone, betabloqueantes y diuréticos

3. Antidepresivos, en especial, inhibidores selectivos de la recaptación de serotonina, (ISRS)

La depresión de Walter

Estadísticamente, son más las mujeres que luchan contra la depresión que los hombres, pero Walter estaba siempre cabizbajo. Había cumplido sesenta años, era dueño de una empresa pequeña y trabajaba muchísimo, pero siempre parecía estar deprimido. Con el paso de los años, le habían recetado dos antidepresivos diferentes, medicamentos para la presión arterial alta y para el colesterol alto. Estaba en forma y, de hecho, tenía un buen aspecto físico para su edad y su estado de salud. Verifiqué sus niveles de testosterona y, efectivamente, estaban por debajo de lo normal. Intentó con inyecciones de testosterona durante un tiempo, pero luego optó por las cápsulas.

Cuando optimizamos sus niveles de testosterona, todo cambió. Su depresión desapareció por completo y pudo dejar de tomar los antidepresivos. Fueron su pilar durante años, pero ahora ya no los necesitaba. Ese fue un verdadero cambio para él. También mejoraron sus niveles de presión arterial y colesterol, y pudo reducir la dosis de los hipotensores y dejar el medicamento para el colesterol. Además, mejoró su humor, recuperó la confianza en sí mismo y su empresa progresó.

Para Walter, ahora la vida era maravillosa. De hecho, describía su matrimonio como "horrible", pero no le importaba. Se sentía tan bien y estaba tan entusiasmado con su vida, que nada lo perturbaba. Había descubierto qué era la testosterona: ¡uno de los mejores antidepresivos del mundo!

El Parkinson de Bert

Bert tenía setenta y cinco años y sufría de enfermedad de Parkinson grave. Durante diez años había luchado contra temblores y pérdida muscular, y estaba frágil y débil. Cuando optimizamos sus niveles hormonales mediante cápsulas de testosterona, los temblores se calmaron considerablemente. Recuperó el tono muscular y su aspecto mejora cada vez que viene a hacerse un control. Ya no está débil. El tratamiento no solo lo ayuda a sobrellevar la enfermedad de Parkinson, sino también a proteger su cerebro de una neuro-degeneración mayor.

HECHO COMPROBADO

Cuando las personas toman determinadas drogas o fuman, estos químicos aumentan los niveles de dopamina en el cerebro y se vuelven muy adictivos. La testosterona en el cuerpo tiene un efecto similar al que tiene la dopamina en el cerebro. Cuando se optimizan los niveles de testosterona, se siente muy bien, y eso ayuda extraordinariamente a combatir la depresión tanto en hombres como en mujeres.

Cada médico que aplica una terapia de reemplazo con hormonas bioidénticas tiene historias para contar sobre cómo los pacientes pasaron, de repente, de la enfermedad a la salud en un área o en otra. Algunas de las historias son difíciles de creer porque las mejorías en la salud son muy drásticas, pero ese es el poder de las hormonas que actúan en el cuerpo.

Específicamente, esto es lo que sucede con la testosterona. Es la hormona que tiene mayores beneficios para la salud mental, emocional y física. Potencia la energía y reduce la inflamación y el dolor crónico. Sin testosterona suficiente, el cuerpo paga un precio increíblemente alto.

Yo la llamo la "hormona jonrón" porque, cuando el nivel de testosterona está optimizado en los hombres, es como encender todas las llaves del cuerpo (figurativamente hablando) a medida que el cuerpo comienza a curarse cuando se lo combina con una dieta antiinflamatoria o cetógena (Keto Zone). (Consulte el apéndice F).

Los síntomas de la testosterona baja en los hombres

Aunque hay algunas similitudes, los síntomas que aparecen cuando los hombres tienen los niveles de testosterona bajos y estos son insuficientes son levemente distintos de los síntomas que presentan las mujeres. Entre ellos, se encuentran:

- Laguna mental
- Aumento de peso
- Falta de concentración
- Menor impulso
- Indecisión
- Necesidad de siestas vespertinas
- Depresión que no desaparece
- Irritabilidad y malhumor
- Disminución en la capacidad de tener un orgasmo
- Somnolencia después de la cena
- Menor fuerza, energía y resistencia
- Grasa abdominal y rollos en el vientre
- Insomnio
- Deseo de convertir el sillón en el nuevo lugar de estar (vagancia)
- Desempeño laboral reducido
- Fatiga
- Menor deseo sexual
- Pérdida de erecciones matutinas
- Dolor en músculos y articulaciones
- Conversión de músculos en grasa
- Pérdida de confianza en sí mismo
- Aumento del colesterol malo
- Disminución del disfrute de la vida
- Aumento del riesgo de padecer enfermedades cardíacas
- Sarcopenia (pérdida de masa muscular)
- Prediabetes y diabetes tipo 2
- Pérdida de competitividad

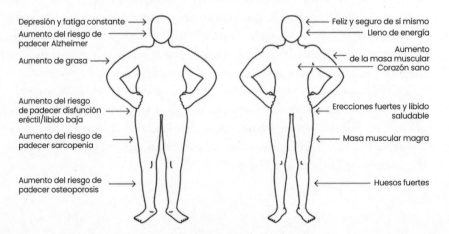

Testosterona baja

Depresión y fatiga constante →
Aumento del riesgo de → padecer Alzheimer
Aumento de grasa →
Aumento del riesgo de padecer disfunción → eréctil/libido baja
Aumento del riesgo de padecer sarcopenia →
Aumento del riesgo de padecer osteoporosis →

Testosterona optimizada

← Feliz y seguro de sí mismo
← Lleno de energía
Aumento de la masa muscular ←
Corazón sano
Erecciones fuertes y libido saludable ←
Masa muscular magra ←
Huesos fuertes ←

Nadie quiere tener ninguno de estos síntomas. Por desgracia, a partir de los treinta y cinco años, los hombres pierden el uno por ciento de la producción de testosterona por año.[1] Algunos dicen que esa pérdida es del cinco por ciento. Si consideramos el uno por ciento, el nivel de testosterona desciende un diez por ciento por década. Entonces, incluso si el descenso es del uno por ciento anual, ¡es muchísimo! Los hombres necesitan testosterona.

Sobre la base de esta pérdida anual de testosterona, la mayoría de los hombres comienzan a detectar algunos de los efectos colaterales de la testosterona baja a los cincuenta años, aproximadamente. Si agregamos obesidad, prediabetes, diabetes tipo 2, deficiencias nutricionales, estrés crónico, medicamentos, enfermedades, dieta, una mayor exposición a los interruptores endocrinos y la falta de ejercicio, el ritmo con el cual se pierde la testosterona se acelera exponencialmente.

Prevención y cura

Los hombres necesitan ser conscientes de lo que les sucede en el cuerpo a medida que envejecen, como lo hizo Richard del capítulo 13, quien leyó sobre la terapia de reemplazo hormonal. Ya lo dijo Benjamin Franklin: "Una onza de prevención vale más que una libra de curación". Y no podría estar más en lo cierto si pensamos en la testosterona. Y como millones de hombres en los Estados Unidos —la mayoría de ellos mayores de cincuenta años— pueden tener niveles bajos de testosterona, ningún hombre debería ignorarlo.[2] Considere los siguientes datos:

Dato 1: La testosterona ayuda a que el cuerpo se mantenga magro y muscular.

Tener niveles deficientes de testosterona en los hombres suele generar un gran impacto. En un estudio, se demostró que la terapia de reemplazo hormonal con testosterona ayudó a hombres mayores sanos que tenían niveles de testosterona bajos o por debajo de los valores óptimos a aumentar la masa corporal magra y reducir la masa adiposa. Además, la testosterona mejoró la fuerza, el rendimiento, la función sexual y el humor en general.[3] Cuanto más engorda el hombre, más suelen bajar sus niveles de testosterona y más suelen subir sus niveles de estrógeno, lo cual genera que engorden aún más, provocando que la testosterona baje aún más y su salud se siga deteriorando.[4]

LA RELACIÓN ENTRE LA TESTOSTERONA Y EL COLESTEROL

La testosterona proviene del colesterol. Gracias a mis más de treinta años de experiencia como médico, descubrí que si se baja el colesterol con una estatina, también se puede disminuir la testosterona.

Dato 2: La testosterona ayuda a fortalecer los huesos.

La testosterona mantiene la densidad de los huesos y hace que la pérdida ósea que aparece con el envejecimiento sea más lenta.[5] Eso coincide con lo que he visto en mis años de ejercicio profesional porque los hombres que sufren de pérdida ósea u osteoporosis también tienen niveles bajos de testosterona.[6]

HECHO COMPROBADO

El consumo de alcohol puede aumentar los niveles de estradiol en los hombres. Los niveles altos de estradiol disminuyen la libido, convierten la testosterona en estrógeno y hacen que a los hombres les crezcan senos. Evite el alcohol o consúmalo en pequeñas cantidades, pero no lo beba a diario.

Dato 3: La testosterona ayuda a protegerlo de la demencia y de la enfermedad de Alzheimer.

Mantener un nivel saludable de testosterona reduce el riesgo de padecer demencia. Y, quizás, ayude a prevenir la enfermedad de Alzheimer.[7] La testosterona es un ingrediente fundamental para la química cerebral.[8]

Dato 4: La testosterona ayuda a protegerlo del cáncer de próstata.

El mito que indica que los niveles altos de testosterona causan cáncer de próstata proviene de un único estudio realizado en 1941,[9] el cual, sin duda, era erróneo. Ese mito permaneció vivo durante décadas y a menudo se sigue diciendo que los niveles bajos de testosterona protegen a los hombres de padecer cáncer de próstata, pero no es cierto. Por el contrario, dichos niveles aumentan el riesgo. El tratamiento con testosterona no aumenta el riesgo de padecer cáncer de próstata incluso en hombres que ya están en riesgo.[10] El cáncer de próstata es más común cuando hay niveles bajos de testosterona, y dichos niveles bajos de testosterona aumentan la gravedad del cáncer.[11] Para refutar esa creencia de que la testosterona aumenta el riesgo de padecer cáncer de próstata, dieciocho estudios demostraron que no había relación entre el riesgo mayor de padecer cáncer de próstata y los niveles de testosterona más altos.[12] En síntesis, los hombres pueden dejar de lado el miedo y la preocupación de que los niveles altos de testosterona causan cáncer de próstata.[13]

Dato 5: La testosterona ayuda a mantener la función sexual.

En los hombres y en las mujeres, es necesario mantener la función sexual a medida que envejecemos. Y, para eso, es necesario tener niveles suficientes de testosterona.[14]

Dato 6: La testosterona ayuda a mantener la salud cardíaca.

Las enfermedades cardíacas siguen siendo la causa principal de muerte tanto en hombres como en mujeres. Cuando los niveles hormonales están optimizados, en especial los niveles de testosterona, el peso disminuye y los niveles de energía suben; ambos factores son necesarios para mantener la salud cardíaca. Los niveles de colesterol también suelen mejorar. Cuando se optimizan los niveles de testosterona, el riesgo de padecer enfermedades cardíacas y la muerte se reducen drásticamente.[15] Además, un dato importante sobre el corazón es que hay más receptores de testosterona en el músculo cardíaco que en cualquier otro músculo del cuerpo. En otras palabras, el corazón necesita testosterona más que cualquier otro músculo del cuerpo, en especial, porque siempre está latiendo y nunca descansa de verdad. La testosterona también aumenta el óxido nítrico, que favorece el flujo sanguíneo saludable y la presión arterial saludable.

Dato 7: La testosterona es genial para la protección y prevención de enfermedades en general.

En un estudio reciente, se descubrió que los hombres que recibían tratamiento con testosterona tenían un veinticuatro por ciento menos de ataques cardíacos, un veintiséis por ciento menos de accidentes cerebrovasculares y un riesgo cincuenta y seis por ciento menor de morir por otras causas, incluido el cáncer.[16] Y en otro estudio realizado en treinta mil hombres de mediana edad y en hombres mayores, se descubrió que la terapia con testosterona no aumentaba el riesgo de padecer coágulos sanguíneos.[17]

Dato 8: La testosterona previene y trata la depresión.

La testosterona previene y trata la depresión de muchos hombres, principalmente, porque aumenta los niveles de dopamina. Existen muchos estudios en los que se demuestra que la testosterona mejora el humor y reduce la depresión de manera significativa.

LAS DOCE RAZONES PRINCIPALES POR LAS CUALES LOS HOMBRES NECESITAN OPTIMIZAR LOS NIVELES DE TESTOSTERONA

Acabo de mencionar algunos de los datos relacionados con la testosterona. Pero ¿qué sucede con las personas reales? ¿Qué les preocupa a los pacientes reales? A continuación, presento las doce razones principales por las cuales mis pacientes hombres dijeron que querían optimizar sus niveles de testosterona. (En mi experiencia, las mujeres que los aman incondicionalmente están de acuerdo).

1. **"Quiero recuperar mis músculos".** Los músculos perdidos pueden volver a desarrollarse y los cuerpos que alguna vez estuvieron tonificados pueden volver a estar en forma. Este es el mejor modo de mantenerse joven.

2. **"Quiero detener este ciclo de fatiga".** Se puede recuperar la resistencia, la energía y la fuerza con niveles más altos de testosterona. ¡Nadie quiere una vida sedentaria!

3. **"Debo perder peso".** Aumentar de peso, en especial en la zona abdominal, es un indicio común de que el nivel de testosterona es bajo. Aumentar la testosterona ayuda a activar el metabolismo y quemar la grasa. Quienes padecen diabetes tipo 2 suelen tener niveles de testosterona bajos. Optimizar los niveles de testosterona (y, además, seguir una dieta y hacer ejercicios) ayuda a sobrellevar la diabetes tipo 2.

4. **"Necesito bajar mis niveles de colesterol".** La testosterona ayuda a disminuir el nivel de colesterol malo y aumentar el nivel de colesterol bueno.

5. **"Tan solo necesito recuperar mi virilidad".** Muchos hombres sufren de disfunción eréctil, en muchos casos, producto de tener niveles bajos de testosterona. Aumentar los niveles de testosterona suele mejorar y, en algunos casos, eliminar la disfunción eréctil.

6. **"Estoy cansado de tener lagunas mentales constantemente".** Cuando se optimizan los niveles de testosterona, las lagunas mentales suelen desaparecer. Esto también genera mayor concentración y claridad, y se toman mejores decisiones.

7. **"Necesito superar la depresión".** En general, el mejor remedio para la depresión es aumentar los niveles de

testosterona. A medida que desaparece la depresión, la irritabilidad y el malhumor desaparecen con ella.

8. **"No puedo dormir y, de verdad, necesito dormir"**. Son muchas las causas que generan insomnio, pero los niveles bajos de testosterona hacen que los niveles de cortisol aumenten y eso suele disminuir su capacidad de dormir por la noche. Optimizar los niveles de testosterona, en general, mejora la capacidad de dormir y ayuda a bajar los niveles de cortisol durante la noche.

9. **"Sé que necesito proteger el cerebro"**. Hay muchas enfermedades relacionadas con la memoria —por ejemplo, la enfermedad de Alzheimer— que reciben un impacto positivo cuando se optimizan los niveles de testosterona.

10. **"Necesito ayuda con la artritis"**. Los efectos antiinflamatorios que tienen los niveles óptimos de testosterona generan un gran alivio a muchos pacientes que padecen artritis o dolor crónico.

11. **"Necesito restaurar el funcionamiento de las glándulas suprarrenales"**. Cuando las glándulas suprarrenales están estresadas y sobrecargadas, optimizar los niveles de testosterona suele ayudar a que las glándulas tengan el descanso necesario para curarse. Ayuda a restablecer las glándulas suprarrenales.

12. **"No quiero terminar en un hogar de ancianos"**. Los niveles altos de testosterona previenen y revierten la pérdida ósea y muscular (osteoporosis y sarcopenia), dos de los motivos principales por los cuales las personas terminan en hogares de ancianos. También protege al cerebro contra la demencia, y los hogares de ancianos están llenos de pacientes que padecen demencia.

Ahí tiene algunas razones. ¿Usted por qué quiere optimizar los niveles de testosterona?

La zona de salud hormonal de la testosterona en los hombres

Muchas enfermedades e innumerables síntomas reciben un impacto positivo cuando se optimizan los niveles de testosterona. Si está luchando con alguno de los síntomas o de las enfermedades asociadas con niveles bajos o insuficientes de testosterona, entonces, llegó el momento de que aumente dichos niveles a los valores que tenía a los veinte años.

¿Qué pasará? ¡Es muy probable que vea una mejoría notable en su salud, energía y disfrute de la vida! La zona hormonal es donde los síntomas y las enfermedades suelen calmarse o desaparecer por completo. También es el lugar en el cual muchas personas ¡recuperan su vida! Todos los hombres necesitan conocer sus niveles de testosterona total y testosterona libre. A continuación, encontrará los rangos normales para ambas:

Rangos de testosterona total en los hombres

Según LabCorp, el rango recomendado para los hombres (mayores de dieciocho años) de testosterona total es de 264 a 916 ng/dL. Hace unos años, ese rango era de 348 a 1197, pero LabCorp disminuyó los valores hace poco. Otro laboratorio, Quest Diagnostics, presenta un rango similar para la testosterona total de 250 a 1100 ng/dL. Cuando los hombres optimizan los valores de su testosterona total (por encima del límite superior del rango normal) y recuperan los niveles que tenían a los veinte años, el nivel de testosterona total estará cerca de los 500 a 1100 ng/dL.

Todo hombre que esté dentro del rango, pero con un nivel de testosterona total bajo o insuficiente (250–500 ng/dL) tiene mayores probabilidades de experimentar síntomas negativos o está desarrollando dichos síntomas. El cuerpo de un hombre necesita más testosterona que el valor mínimo indicado por estos rangos. Recuerde, los síntomas significan más que el rango. Por lo tanto, si tiene algunos de los síntomas como consecuencia de tener niveles bajos de testosterona en el cuerpo, hay un motivo. Algunos hombres necesitan que la testosterona se optimice a niveles incluso más altos —de 750 a 1100 o hasta 1200— para eliminar la mayoría o todos los síntomas causados por los niveles bajos de testosterona.

Rangos de testosterona libre en los hombres

Los mismos laboratorios recomiendan los siguientes rangos para la testosterona libre en los hombres:

LabCorp:

+ Desde los veinte hasta los veintinueve años: 9.3–26,5 pg/mL
+ Desde los treinta hasta los treinta y nueve años: 8.7–25.1 pg/mL
+ Desde los cuarenta hasta los cuarenta y nueve años: 6.8–21.5 pg/mL

+ Desde los cincuenta hasta los cincuenta y nueve años: 7.2–24.0 pg/mL

+ Más de cincuenta y nueve años: 6.6–18.1 pg/mL

Quest Diagnostics:

+ Desde los dieciocho hasta los sesenta y nueve años: 46–224 pg/mL

+ Desde los setenta hasta los ochenta y nueve años: 6–73 pg/mL

Los niveles optimizados de testosterona son similares a los siguientes:

+ Testosterona libre en los hombres: 150–224 pg/mL

La concentración de testosterona libre suele ser muy baja y está por debajo del dos por ciento de la concentración de testosterona total. Recuerde, la testosterona libre es la testosterona activa. Aproximadamente el sesenta por ciento de la testosterona total se une a la globulina fijadora de hormonas sexuales (SHBG) y, una vez que se une, no se la libera ni usa en el interior de las células. Un treinta y ocho por ciento de la testosterona está unida a la albúmina[18] y puede convertirse en testosterona libre otra vez si se la suplementa con la dosis adecuada de DIM que suele ser 150 mg dos veces al día.

Reitero que la mayoría de los hombres que tienen niveles bajos o insuficientes sufrirán mucho. Pero cuando se optimizan los niveles de testosterona libre y de testosterona total, comienzan a aparecer resultados maravillosos. Por ejemplo, en lo que respecta a la protección del corazón, se descubrió que el riesgo cardiovascular desciende drásticamente cuando los niveles de testosterona total se optimizan a un valor por encima de los 550 ng/dL.[19]

HECHO COMPROBADO

Los hombres tienen menos probabilidades que las mujeres de padecer osteoporosis, enfermedad de Hashimoto o demencia. Los hombres tienen entre ocho y diez veces más de testosterona en el cuerpo que las mujeres y producen veinte veces más de testosterona que ellas.[20] Por lo tanto, tiene sentido que un tratamiento preventivo clave para estas enfermedades sea la testosterona.

Cuando tenía veinticinco años, seguro no se preocupaba por sus niveles de colesterol, las enfermedades cardíacas, la depresión, la función sexual, las enfermedades de la memoria, la degeneración muscular y, ni siquiera, su peso. ¡Estaba demasiado ocupado viviendo y disfrutando de la vida! Optimizar los niveles hormonales, en especial, la testosterona puede devolverle gran parte de ese entusiasmo por la vida, la salud, la prevención de enfermedades, la fuerza y la esperanza que tuvo alguna vez.

ANÁLISIS Y PLANES DE TRATAMIENTO

Solo cuando llegan a un punto en el cual ya no pueden ignorar los síntomas (los hombres somos expertos en ignorar síntomas hasta que estos se vuelven obvios para todos), los hombres deciden consultar a un médico. Si tiene suerte, ese médico trabaja con terapia de reemplazo con hormonas bioidénticas.

Si no encuentra fácilmente un médico que trabaje con terapia de reemplazo con hormonas bioidénticas, puede buscarlo en línea. En el apéndice F, se mencionan muchas páginas web que pueden ayudarlo a encontrar un médico que conozca sobre hormonas bioidénticas.

Comience con las pruebas adecuadas. Muchos médicos, incluso aquellos que no trabajan con terapia de reemplazo hormonal, lo ayudarán a hacerse los análisis de laboratorio que necesite. Es probable que los análisis clínicos determinen cuál sea el problema que genera los síntomas. Los niveles bajos de testosterona total y libre son las causas principales de tantos síntomas que puede decir con tranquilidad que está sintiendo muchos de los síntomas producidos por niveles bajos de testosterona. (Por supuesto, ¡su médico querrá hacerle análisis para determinarlo!). Y, en general, si los niveles de testosterona total o testosterona libre están bajos, es probable que los niveles de la testosterona restante también lo estén.

En total, usualmente recomiendo los siguientes análisis hormonales:

- Testosterona total
- Testosterona libre
- Hormona estimulante de la tiroides (TSH)
- Anticuerpos antiperoxidasa tiroidea (TPO)
- Triyodotironina inversa (rT3)
- Globulina fijadora de hormonas sexuales (SHBG)
- Estradiol
- Antígeno prostático específico (PSA)

♦ Nivel de T3 libre

También hago un hemograma completo, un perfil metabólico completo, un lipidograma, un análisis de hemoglobina A1C, un examen de 25OHD3 (vitamina D_3), un análisis de proteína C reactiva (CRP), un análisis del nivel de B_{12} y un análisis de orina.

Los hombres tienen diferentes opciones de terapia de reemplazo de testosterona.

Comprimidos sublinguales

No hay testosterona natural que se pueda ingerir por vía oral en forma de píldora, excepto los comprimidos sublinguales que se preparan en una farmacia. Los comprimidos sublinguales se colocan debajo de la lengua o mejor aún entre el labio inferior y la encía, dos o tres veces por día. Tomar testosterona por vía oral (no de manera sublingual) suele aumentar las enzimas hepáticas y puede generar una hepatitis inducida por fármacos. Por este motivo, recomiendo cremas, geles, inyecciones y cápsulas (*pellets*) como el mejor modo de administrar testosterona.

Cremas y geles

Las cremas y los geles transdérmicos son la forma más común de aplicar la terapia con testosterona. La dosis suele ser de 50 a 200 pg de testosterona cada 0,5 a 1 ml de crema y se aplica en la piel detrás de la rodilla o el hombro una vez al día. El mejor lugar para aplicarla es la parte posterior de la rodilla, donde no hay vello, —alternando entre un lado y el otro— o el hombro. Si los hombres pueden elevar sus niveles de testosterona con una crema, eligen este modo porque es un tratamiento indoloro. Las inyecciones y las cápsulas elevan los niveles de testosterona, pero suelen ser más costosas que otros métodos y más dolorosas. Algunos hombres odian las inyecciones y los procedimientos quirúrgicos menores, como la aplicación de las cápsulas. Se demostró que la piel absorbe mejor las cremas de testosterona que los geles. Las cremas también humectan la piel y no resecan la piel como los geles a base de alcohol. (Las cremas y los geles de testosterona pueden transferirse de manera accidental a los niños y a las mujeres y causarles efectos masculinizantes). Las cremas también elevan los niveles de dihidrotestosterona (DHT) más que las inyecciones y las cápsulas. La DHT puede desencadenar calvicie de patrón masculino, aumento del tamaño de la próstata y acné. Las cremas y los geles también pueden aumentar los niveles de estrógeno. Aunque las inyecciones y las cápsulas suelen ser el modo principal para aumentar los niveles de testosterona hasta alcanzar un rango óptimo, la nueva crema base (Atrevis) transmite la testosterona a través de la piel por medio de diversos potenciadores de penetración naturales. Es bueno poder optimizar los niveles de testosterona sin necesidad de aplicar inyecciones o cápsulas ya que a algunos pacientes no les gustan estas dos opciones.

HECHO COMPROBADO

AndroGel es la testosterona más recetada del mundo, pero es un producto bastante costoso. Una opción mucho menos costosa es la crema transdérmica de testosterona, en especial, la preparada sobre la nueva base Atrevis que se puede comprar en algunas farmacias especializadas en la preparación de compuestos.

Inyecciones

Las inyecciones son cada vez menos dolorosas y más fáciles de aplicar. Duran varios días, y una o dos inyecciones a la semana suelen ser suficientes. Estas inyecciones ahora pueden aplicarse de manera subcutánea con agujas muy pequeñas en los laterales de los muslos, las nalgas o el músculo deltoides. En general, no producen dolor y no suelen dejar hematomas. Algunas farmacias especializadas en la preparación de compuestos precargan las agujas para que no tenga que medir la cantidad. De todos modos, las inyecciones son un método muy efectivo para optimizar los niveles de testosterona.

CLÍNICAS PARA EL TRATAMIENTO DE TESTOSTERONA

En general, solo los hombres van a las clínicas para el tratamiento de testosterona, y el método de aplicación habitual son las inyecciones (una o dos veces por semana). Las clínicas satisfacen una necesidad, pero suelen optimizar (y, a veces, van más allá de la optimización) solo una hormona: la testosterona. Optimizar todas las hormonas, la dieta, la nutrición y un estilo de vida saludable, entre otros, no forman parte del servicio que brindan ni se tratan otros desafíos como la dihidrotestosterona (DHT), la pérdida del cabello, el aumento de los niveles de estrógeno y muchos más. Si usted asiste a una clínica para el tratamiento de testosterona, asegúrese de que también está optimizando todas sus demás hormonas.

Cápsulas (*pellets*)

Aunque suelen ser mucho más costosas que los otros métodos, las cápsulas son el modo más fácil de aumentar los niveles de testosterona. Aplique de cinco a diez cápsulas de 200 mg cada seis meses y no tendrá que volver a preocuparse por este tema. Una cápsula tiene el tamaño de un grano de arroz, se la inserta en la zona de la cadera y está basada en su peso corporal y su nivel de testosterona. Es un procedimiento quirúrgico menor rápido, fácil y, en general, indoloro.

Otros factores que afectan la terapia con testosterona

Además de analizar las hormonas que quiere optimizar, no se olvide de controlar los otros factores que pueden afectar de manera negativa la terapia con testosterona. En el caso de los hombres, esos factores incluyen los siguientes:

Estradiol

En los hombres que reciben tratamiento con terapia con testosterona, también puede elevarse el nivel de estradiol. (Consulte el capítulo 13 para más detalles). Lo ideal es mantener el nivel de estradiol en un rango de 20 a 50 pg/mL.[21]

Globulina fijadora de hormonas sexuales (SHBG)

En los hombres sanos, aproximadamente, el sesenta por ciento de la testosterona está unida a SHBG,[22] Cuando la testosterona está unida a SHBG, el cuerpo ya no puede usarla. Los hombres mayores suelen tener niveles más altos de SHBG y niveles más bajos de testosterona libre, por ese motivo, el cuerpo no puede usar la testosterona. Es probable que los hombres que tienen un nivel alto de SHBG necesiten una dosis más alta de testosterona para optimizar la testosterona libre. De lo contrario, podrían tener un nivel alto normal de testosterona, pero seguir presentando muchos de los síntomas de la testosterona baja como consecuencia de que la mayor cantidad de la testosterona está unida a SHBG. Los hombres que tienen síntomas de testosterona baja y niveles altos normales de testosterona total deben verificar los niveles de SHBG y de testosterona libre.

Dihidrotestosterona (DHT)

La testosterona se convierte en DHT —a la que denominé "el primito desagradable de la testosterona— por medio de la enzima 5-alfa-reductasa. La DHT es una hormona altamente masculinizante, hace que la voz se vuelva más grave en la pubertad, que crezca vello en la entrepierna, en el rostro y en el pecho. También es la principal responsable de la calvicie de patrón masculino, el aumento del tamaño de la próstata y el acné. Se recomienda controlar los niveles del primito desagradable de la testosterona, la DHT, si está desarrollando estos síntomas. Es común controlarla por medio de la aplicación de una crema de testosterona en una zona del cuerpo sin vello (por ejemplo, detrás de la rodilla), reducir la dosis de testosterona, cambiar las cápsulas o utilizar hierbas o medicamentos para minimizar la conversión.

Diindolilmetano (DIM)

Tomar diindolilmetano (DIM) —un suplemento natural hecho a base de brócoli— ayudará a disminuir los niveles de estradiol que intentan aumentar. Esto sucede, especialmente, en los hombres a medida que envejecen.[23] Tomar de 150 a 200 mg de DIM dos veces por día suele ser suficiente para mantener los niveles de estradiol bajo control. Algunos hombres pueden necesitar tomar DIM tres veces por día y muy raramente, algunos hombres necesitan una dosis baja de Arimidex, que es otro bloqueador de estrógeno o inhibidor de la aromatasa, (ver apéndice F).

LOS NIVELES DE TESTOSTERONA ESTÁN BAJANDO

En este momento, se debe estar preguntando cómo puede darse cuenta de que necesita una terapia de reemplazo de testosterona.

HECHO COMPROBADO

Básicamente, a pesar de todos los mitos, miedos y estudios erróneos, los niveles optimizados de testosterona bioidéntica, en general, no causan crecimiento del vello, pérdida de cabello, agresión, acné, ginecomastia (senos masculinos), apnea del sueño, cáncer, accidentes cerebrovasculares o ataques cardíacos. En cambio, son las dosis altas de testosterona anabólica sintética las que están relacionadas con estos efectos colaterales negativos.[24]

Es una pregunta válida. La respuesta estará basada en sus síntomas y en sus necesidades, pero si quiere un número, puede considerar 500 ng/dL como valor límite. Si su nivel de testosterona total es menor que 500 ng/dL y está comenzando a notar algunos de los síntomas de la testosterona baja, ahí tiene la respuesta. En ese momento, le sugiero que inicie una terapia de reemplazo de testosterona.

Este consejo se aplica a los hombres de treinta y nueve años y a los de noventa y nueve también. No necesita atravesar su vida, o acabar con ella, luchando con los innumerables síntomas de la testosterona baja. Quizás, los demás sí pueden, ¡pero usted no tiene por qué hacerlo así! En líneas generales, los niveles de testosterona están bajando en los hombres estadounidenses[25] y esta ha sido la realidad durante décadas.

Y si eso no es suficiente, observe el aumento de la incidencia de enfermedades cardíacas, obesidad, diabetes tipo 2, sarcopenia, osteoporosis, demencia y enfermedades de Parkinson y de Alzheimer. ¡Estas y muchas otras enfermedades van en aumento *exactamente* en sincronía con la disminución de nuestros niveles de testosterona!

Tal como hemos mencionado a lo largo de todo el libro, hay muchos motivos por los cuales descienden nuestros niveles de testosterona. En general, se trata de una combinación de sobrepeso, deficiencia nutricional, estrés crónico, medicamentos, enfermedades, dieta, interruptores hormonales y envejecimiento. Lo más probable es que los niveles de testosterona no sean los adecuados.

EFECTOS COLATERALES

- **¿Qué sucede con la próstata?** Lo primero que hago cuando recibo un paciente es hacerle un análisis del antígeno prostático específico (PSA). Si el resultado está por encima de 2.5, le pido a un urólogo que lo atienda para verificar que no padezca cáncer de próstata en estadio temprano. (Si el paciente tiene cáncer de próstata, no inicio ninguna terapia de reemplazo de testosterona). Y controlamos el PSA periódicamente. **La respuesta:** Proteger la próstata con hierbas y suplementos.

- ¿Qué sucede con la atrofia (encogimiento) testicular? Algunos hombres padecen atrofia testicular como consecuencia de la terapia de testosterona. Las cápsulas no suelen causarla; las inyecciones, sí; y las cremas, a veces. La respuesta: De 200 a 500 unidades de gonadotropina coriónica humana (HGC) aplicadas de manera subcutánea dos o tres veces por semana para mantener el tamaño de los testículos. Es de venta bajo receta, pero los médicos pueden recetarla para evitar la atrofia testicular.

- ¿Qué sucede con la calvicie, el acné y el aumento del tamaño de la próstata? La aplicación de crema o gel sobre la piel a veces aumenta la dihidrotestosterona (DHT) que puede causar calvicie de patrón masculino, acné y aumento del tamaño de la próstata. La respuesta: Existen muchos suplementos (aceites de semillas de calabaza, serenoa y beta-sitosterol, entre otros) y medicamentos recetados que ayudan a bloquear la DHT.

Si está tomando estatinas para reducir el colesterol (por recomendación de su médico), ¡es imposible que sus niveles de testosterona sean saludables! Como mencioné anteriormente, la testosterona proviene del colesterol. Por lo tanto, si reduce el colesterol, también suele disminuir la testosterona. Por suerte, como ya sabe, los niveles optimizados de testosterona suelen bajar el nivel de colesterol malo y aumentar el de colesterol bueno.

Si está luchando contra la obesidad, el aumento de grasa alrededor de los órganos internos aumenta la conversión de la testosterona en estrógeno.[26] Eso significa que su cuerpo sigue produciendo cantidades excesivas de estrógeno, lo cual potencia la obesidad mixta y causa una larga lista de síntomas negativos y enfermedades en el cuerpo. La dieta, el ejercicio y la terapia de reemplazo con testosterona son fundamentales para romper este círculo vicioso.

Si no quiere terminar en un hogar de ancianos, es una buena idea mantener los niveles de testosterona optimizados. Dejar que sus músculos se conviertan en grasa es, sin dudas, el mejor modo de perder su independencia. Mantenga los niveles de testosterona altos y haga ejercicio. ¡Algunos de mis pacientes de ochenta años pueden hacer una plancha anaeróbica durante tres minutos! La mayoría de las personas apenas pueden mantener esta posición durante sesenta segundos. Mantenga los músculos en buen estado y mantendrá su salud en general.

La tendencia de disminución de la testosterona no se detendrá y, como sociedad, no estamos haciendo nada para detenerla. La única defensa es nuestra propia defensa. Usted es quien elige cómo quiere vivir la vida.

CAPÍTULO 15

LA OPTIMIZACIÓN DE LA HORMONA DEL CRECIMIENTO

CUANDO SE MENCIONA a la hormona del crecimiento, las personas suelen pensar en los niños y adolescentes que son mucho más bajos que sus pares y que tienen una deficiencia de la hormona del crecimiento y necesitan inyecciones de esta hormona. Pero esa es solo una parte de la realidad.

Susan y Nick, dos pacientes independientes de dos estados diferentes, pensaban lo mismo y se sorprendieron cuando les expliqué que la hormona humana del crecimiento (HGH) podía ayudarlos a alcanzar sus objetivos de salud y longevidad.

—No estoy creciendo en altura —había dicho Nick—. Solo estoy creciendo en edad. ¿Por qué necesito la hormona del crecimiento?

Susan también había afirmado:

—Tengo setenta y ocho años, y mi cuerpo está envejeciendo mucho más rápido que el resto de mi ser. Necesito permanecer independiente durante todo el tiempo que pueda. Para lograrlo, necesito estar en forma y saludable. ¿Cómo podría ayudarme la hormona del crecimiento a alcanzar estos objetivos?

Nick tenía unos sesenta y cinco años y era pastor de una iglesia que estaba en crecimiento en el norte. Mantenerse en forma significaba tener más tiempo para ayudar a la gente, causar un impacto en sus vidas y cumplir con la misión que él creía que Dios le había asignado.

Susan había vivido sola desde que su esposo había fallecido varios años atrás y no tenía familiares cerca. Tenía desesperación por mantenerse activa y no vivir en un hogar para ancianos. Sin embargo, padecía de osteoporosis y sabía que, si no cambiaba algo, sus días de independencia estaban contados.

Ambos tenían objetivos diferentes, pero una gran motivación. De todos modos, los dos preguntaron:

—¿Por qué necesito hormonas del crecimiento? En cuanto al plan, una vez que optimizamos todas las demás hormonas, les hice un análisis para determinar si tenían una deficiencia de la hormona del crecimiento.

¿Qué hace la hormona del crecimiento en su cuerpo?

La hormona humana del crecimiento se origina en la glándula hipófisis y se secreta en el cuerpo unas cinco veces por día, lo cual presenta un desafío para medirla de manera correcta. Estimula el crecimiento en niños y adolescentes, y tiene su mayor intensidad durante la adolescencia. Pero eso no es lo único que hace. En general, a los dieciocho años, las placas epifisarias se fusionan y ya no aumenta su altura, incluso con presencia de la hormona del crecimiento. La hormona humana del crecimiento sigue trabajando en el cuerpo a medida que envejece y cumple las siguientes funciones:

- Repara y engrosa la piel fina
- Estimula el metabolismo
- Quema grasa
- Brinda energía
- Rejuvenece las células
- Fortalece las uñas y el cabello
- Desarrolla músculos
- Repara el tejido dañado
- Refuerza del sistema inmunitario

- Hace que los huesos sean más densos y fuertes
- Mejora de la función cerebral
- Estimula el rendimiento sexual
- Mejora la memoria
- Ayuda a cicatrizar heridas
- Baja el colesterol
- Ayuda a rejuvenecer órganos importantes

Cuando las personas escuchan esta lista de beneficios, asienten en señal de aprobación y, como Susan y Nick, dicen con entusiasmo: "Sin dudas, quiero y necesito eso en mi cuerpo".

Nuestro problema es que la producción de la hormona del crecimiento en el cuerpo disminuye rápidamente a medida que envejecemos. Leí muchos estudios en los que se informa que después de los veinte, treinta o cuarenta años, nuestros niveles de la hormona del crecimiento bajan un cincuenta por ciento cada siete, diez o veinte años. Aunque no hay consenso en la edad real en la cual comienza el descenso o la rapidez con la cual los niveles de la hormona del crecimiento bajan, todos están de acuerdo en que perdemos la hormona del crecimiento significativamente a medida que envejecemos.

Si elegimos un punto intermedio y consideramos que perdemos el cincuenta por ciento de la hormona del crecimiento cada diez años a partir de los treinta años, eso significaría que a Susan y Nick les queda un diez por ciento y un cinco por ciento de dicha hormona en el cuerpo, respectivamente.

No es suficiente. Necesitan más que eso si quieren alcanzar y mantener sus objetivos relacionados con la salud. ¡Y usted también necesita más!

ANALIZAR Y AUMENTAR LOS NIVELES DE LA HORMONA HUMANA DEL CRECIMIENTO (HGH)

A medida que envejecemos, comienzan a aparecer los síntomas comunes de tener niveles bajos o insuficientes de la hormona del crecimiento. Como, por ejemplo, los siguientes:

- Piel flácida, floja y delgada
- Músculos más débiles y menor fuerza
- Letargo y fatiga
- Metabolismo lento y aumento de peso
- Aumento del grado y la frecuencia de las fluctuaciones del humor
- Cicatrización lenta de heridas
- Menor energía y resistencia
- Pérdida de memoria
- Fragilidad
- Dificultad para dormir
- Libido disminuida
- Ansiedad y depresión
- Función sexual disminuida
- Dificultad para concentrarse

De hecho, estos síntomas son similares a muchos de los síntomas causados por los niveles bajos o insuficientes de testosterona. Ese es claramente el caso, pero ¿cómo sabe si la causa de sus síntomas es un nivel bajo de testosterona, un nivel bajo de la hormona del crecimiento u otro motivo?

Hay dos pruebas reconocidas que puede hacer, en realidad, son pruebas de detección que le permiten identificar si sus niveles de la hormona del crecimiento están bajos. Una de esas pruebas es el examen de glucagón; la otra, la prueba de tolerancia a la insulina. Los médicos no deben recetar hormona del crecimiento a menos que los resultados de algunas de estas pruebas sean anormales.

Como hay muy pocos adultos que tienen deficiencia de la hormona del crecimiento, es muy probable que los resultados de sus análisis indiquen que está dentro del rango normal del factor de crecimiento insulínico tipo 1 (IGF-1)—una prueba de detección de deficiencia de hormona de crecimiento—que, según Quest Diagnostics, será alrededor de los siguientes valores:

EDAD	HOMBRE	MUJER
51 a 60	87–225 ng/mL	92–190 ng/mL
61 a 70	75–228 ng/mL	87–178 ng/mL
71 a 80	31–187 ng/mL	25–171 ng/mL
81 a 90	68–157 ng/mL	31–162 ng/mL

Una vez más, es probable que sus niveles estén dentro del rango independientemente de su edad porque los rangos establecidos por los laboratorios son bajos. En general, eso no contribuye mucho a que sus síntomas desaparezcan ni lo ayuda a alcanzar sus objetivos. Incluso si sus niveles de IGF-1 son bajos, se supone que los médicos no deben recetarle hormona del crecimiento a menos que una de las dos pruebas mencionadas anteriormente (la prueba de estimulación con glucagón o la de tolerancia a la insulina) muestra niveles bajos de la hormona del crecimiento; pero este es un caso muy extraño.

Como las manifestaciones clínicas de la deficiencia de la hormona del crecimiento en adultos no son específicas, es necesario realizar la prueba de estimulación de la hormona del crecimiento para que un médico recete la hormona del crecimiento. Como mencioné anteriormente, el examen de glucagón y la prueba de tolerancia a la insulina son las dos pruebas aceptadas en los Estados Unidos para medir la deficiencia de la hormona del crecimiento en adultos. La prueba de tolerancia a la insulina (ITT) es el método de diagnóstico de preferencia, pero no se aconseja hacer este procedimiento en las personas mayores o en los pacientes que padecen cardiopatía isquémica o convulsiones. En otras palabras, en general, los mismos pacientes que necesitan que se les administre la hormona del crecimiento no pueden realizarse la prueba porque es demasiado peligrosa para ellos. La prueba implica suministrar una buena dosis de insulina por vía intravenosa (0.1 unidades/kg) y luego medir los niveles de glucosa, hormona del crecimiento y cortisol antes de iniciar el estudio y cada treinta minutos durante tres horas.

El examen de glucagón es la principal alternativa a la prueba de tolerancia a la insulina. La gran mayoría de los adultos a los cuales se les realizaron estas pruebas no cumplieron con los criterios establecidos para determinar deficiencia de la hormona del crecimiento, incluso en los casos en los cuales su nivel de IGF-1 era muy bajo.

La prueba IGF-1 es un modo indirecto de medir la cantidad de hormona del crecimiento que produce el cuerpo. La hormona del crecimiento puede estimular la producción y la liberación de IGF-1 igual que otros factores de crecimiento insulínico que estimulan el crecimiento en la mayoría de las células del cuerpo. El valor máximo de los niveles de IGF-1 aparece en la pubertad y dicho valor disminuye en la edad adulta. Los niveles de IGF-1, a diferencia de los niveles de la hormona del crecimiento, se mantienen estables durante el día. La hormona del crecimiento se transporta en la sangre, principalmente, en las proteínas de unión a los factores de crecimiento insulínico IGFBP-2 e

IGFBP-2. Estas proteínas ayudan a mantener niveles más altos de IGF-1 en la sangre y ayudan a minimizar las oscilaciones en esos niveles.

Nick tenía niveles bajos de IGF-1 por naturaleza; pero, de todos modos, estaba "dentro del rango". Hasta Susan estaba dentro del rango, aunque ciertamente sus valores estaban en el límite inferior del rango. En ambos casos, los médicos no les recetarían a ninguno de los dos la hormona del crecimiento.

Probablemente, usted, al igual que Nick y Susan:

+ No tendrá un valor de la hormona del crecimiento deficiente o bajo en la prueba IGF-1.
+ No estará debajo del rango establecido para IGF-1.

Pero eso no es un problema. Sin dudas, puede parecer un problema, pero la hormona humana del crecimiento (HGH) tiene algo único. Nuestros cuerpos rara vez pierden la capacidad de producir suficiente hormona del crecimiento; pero, en general, perdemos la capacidad de liberar las cantidades adecuadas de la hormona del crecimiento.

En general, su cuerpo puede producir hormona del crecimiento, pero, a medida que envejece, puede perder la capacidad de liberar cantidades adecuadas y, a la larga, los niveles de IGF-1 se vuelven bajos o más bajos que lo normal. Todo lo que nuestros cuerpos pierden a medida que envejecemos son señales que le indican a la glándula hipófisis que libere más hormona del crecimiento.

En definitiva, desaparece la voz que grita: "¡Libera más hormona del crecimiento!". Y, como a la glándula hipófisis ya no le piden que libere más, supone que no es necesario hacerlo. ¡Esta es una de esas veces en las cuales es bueno que no haya novedades!

La respuesta son los péptidos. En general, se necesita una receta para conseguirlo porque son inyectables y porque la inyección es subcutánea y le dirá a su glándula de hipófisis que libere más hormona del crecimiento en el cuerpo. (Si lo prefiere, los péptidos también vienen en comprimidos). Los médicos antienvejecimiento son los que suelen recetarlos.

Algunos de los péptidos efectivos son los siguientes:

+ Ipamorelin (suave y económico)
+ Sermorelin (el más común y muy económico)

- Ibutamoren o MK-677 (ideal para combatir la sarcopenia, la pérdida muscular y la pérdida ósea, y se administra por vía oral)

Además de los péptidos, hay otro modo de enviarle un mensaje a la glándula hipófisis: los aminoácidos secretagogos, que pueden encontrase en la mayoría de las tiendas naturistas. Como lo indica su nombre, los aminoácidos secretagogos simplemente le dicen a la glándula hipófisis que secrete más de algo; en este caso, que secrete más hormona del crecimiento. Algunos de los secretagogos que estimulan la producción de la hormona humana del crecimiento son los siguientes:

- Lisina/arginina
- Arginina/ornitina
- Glutamina
- GABA
- SeroVital

Descubrí que las personas que tienen menos de cincuenta años suelen obtener buenos resultados con los aminoácidos secretagogos y que las personas de más de sesenta años suelen necesitar una estimulación mayor para la secreción de la hormona del crecimiento, que es suministrada por los péptidos.

Tanto con los péptidos como con los aminoácidos secretagogos, la glándula hipófisis recibe el mensaje y, en general, comienza a liberar más hormona del crecimiento. Como resultado, se suele obtener el objetivo deseado: desarrollo muscular, aumento de la masa corporal magra, pérdida de la grasa, mejor descanso, rejuvenecimiento de los órganos, mayor claridad mental y mucho más.

MÁS INFORMACIÓN SOBRE LA HORMONA HUMANA DEL CRECIMIENTO (HGH)

La HGH es una hormona péptida compuesta por 191 aminoácidos producida por la glándula adenohipófisis regulada por la adenohipófisis. LA HGH estimula el IGF-1 cuando se une a los receptores de la hormona del crecimiento en todo el cuerpo, y eso estimula el crecimiento de los músculos y la pérdida de grasa.

Los secretagogos de la hormona del crecimiento son péptidos que inducen la secreción de la hormona del crecimiento. La mayoría de estos péptidos se inyectan de manera subcutánea a la hora de dormir, excepto el ibutamoren (MK-677) —que es un péptido oral— que también se toma a la hora de dormir. Hay dos tipos de péptidos secretagogos de la hormona del crecimiento:

> **Agonistas del receptor de secretagogos de la hormona del crecimiento (GHSR):** ipamorelin, ibutamoren (MK-677), GHRP-2 y GHRP-6, entre otros.

> **Agonistas del receptor de la hormona liberadora de la hormona del crecimiento (GHRHR):** sermorelin, CJC-1295 y tesamorelin, entre otros.

Combinar un péptido GHSR, como el ipamorelin, con un péptido GHRHR, como el CJC-1295, producirá, en general, una mayor liberación de GH y IGF-1. Tienen un efecto sinérgico que ayuda al cuerpo a liberar la hormona del crecimiento que tiene almacenada.

Resultados increíbles

La hormona del crecimiento suele tener un efecto increíble en las personas que sufren de enfermedades degenerativas o crónicas, como sarcopenia, osteoporosis y fibromialgia. En particular, la regeneración muscular y ósea reciben un gran impacto.

En el caso de Susan, los secretagogos péptidos (además de optimizar los niveles de las demás hormonas, en especial, de la testosterona) aumentaron el nivel de su hormona del crecimiento considerablemente. Se detuvo su degeneración ósea. Su rutina de ejercicios y la dieta encajaron bien con los mayores niveles de energía que tenía y, antes de que pudiera darse cuenta, sus músculos se volvieron más firmes y su peso bajó. ¡Tenía los huesos más fuertes y más densos, y la piel más tersa! Eso era exactamente lo que necesitaba.

EFECTOS COLATERALES

Los efectos colaterales son infrecuentes, pero incluyen los siguientes:

- Síndrome del túnel carpiano
- Retención de líquidos en manos y pies
- Hormigueo y entumecimiento de la piel
- Dolor muscular
- Dolor articular

- Cefaleas

Nick tenía objetivos diferentes. Los péptidos, junto con la optimización de sus niveles hormonales, le ayudaron a pensar con mayor claridad y tener un cerebro más ágil. También ganó mayor definición muscular que la que tenía anteriormente. De hecho, sus entrenadores notaron el desarrollo de sus músculos y la tonificación de su cuerpo en general y quisieron saber qué estaba haciendo para obtener resultados tan buenos. También informó que dormía mejor y que se sentía renovado.

Al combinarse con niveles optimizados de testosterona y tiroides, los péptidos habían aumentado la quema de grasas. Además de quemar grasas de manera muy rápida, mis pacientes tenían la piel más suave, mejor tono muscular y menos arrugas. Si se combinan los péptidos con un estilo de vida saludable (dieta, ejercicios, menor estrés, buen descanso, etcétera), los resultados pueden ser increíbles. ¡Detener y revertir estos síntomas que parecían imposibles de eliminar es increíble!

Por supuesto, obtener "resultados increíbles" es atractivo para todos, en especial, para los fisicoculturistas que quieren desarrollar músculos y quemar grasas rápidamente. En la década de los ochenta y de los noventa, ingerir dosis altas de hormonas del crecimiento (no solo de péptidos y secretagogos) junto con esteroides, les permitían a los fisicoculturistas desarrollar músculos increíblemente grandes. Como puede imaginar, aparecían efectos colaterales negativos —como edema, túnel carpiano, hinchazón articular, retención de líquidos, aumento de la incidencia de diabetes tipo 2 y hasta cáncer— como consecuencia de las dosis excesivas de la hormona del crecimiento.

En estos casos, ingirieron demasiado de algo bueno. Eso les dañó el cuerpo, pero también les dio a las hormonas humanas del crecimiento (HGH) una mala reputación. Si las personas llaman a las HGH "una de esas cosas de los fisicoculturistas", usted ya sabe por qué; pero eso no significa que podamos negar que casi todos nosotros, en definitiva, necesitamos más hormona del crecimiento en el cuerpo a medida que envejecemos. Desde ese momento, se hicieron muchas investigaciones para demostrar los beneficios de la hormona del crecimiento cuando se la usa de manera adecuada. Estos son algunos ejemplos.

Beneficio 1 de la HGH: cuerpo magro, menos grasa

Tanto en los hombres como en las mujeres, en múltiples estudios se demostró que aumentar los niveles de la hormona del crecimiento no solo restablece, sino que aumenta la masa muscular general. En un estudio realizado en dieciséis mujeres, cuyas edades oscilaban entre los setenta y los setenta y tres años, se determinó que solo cuatro semanas de tratamiento para aumentar los niveles de la hormona del crecimiento con suplementos HGH mejoraron la masa magra corporal general y, en simultáneo, disminuyeron considerablemente la grasa corporal.[1]

Beneficio 2 de la HGH: más músculos, huesos más fuertes

En otro estudio realizado en veintiún hombres, cuyas edades oscilaban entre los sesenta y un y los ochenta y un años, se aumentaron los niveles de la hormona del crecimiento con suplementos HGH durante seis meses. Los resultados fueron asombrosos: un 8,8 por ciento de aumento en la masa corporal magra, un 14,4 por ciento de disminución de la masa de tejido adiposo y un 1,6 por ciento de aumento en la densidad ósea de la columna vertebral lumbar. Los investigadores llegaron a las siguientes conclusiones: "El aumento en la masa de tejido adiposo y el afinamiento de la piel que se presentan en los hombres mayores son la consecuencia, en parte, de una actividad reducida del eje hormona [humana] del crecimiento/IGF-1, y puede restablecerse, en parte, por medio de la administración de la hormona humana del crecimiento".[2]

HECHO COMPROBADO

Las personas que padecen cáncer no deben tomar hormona humana del crecimiento (HGH) ni péptidos.

Beneficio 3 de la HGH: alternativas económicas y efectivas

Recuerde, en muy pocos adultos, los resultados de la prueba de tolerancia a la insulina o el examen de glucagón mostrarán niveles bajos de la hormona del crecimiento y, por lo tanto, los médicos no recetarán hormona del crecimiento. Podemos obtener beneficios de los péptidos. Las inyecciones de HGH suelen ser muy costosas. Sí, son muy efectivas, pero muy pocos pueden pagarlas y quieren gastar su dinero de ese modo, sobre todo, porque los péptidos son muy efectivos.

Pero como ya hemos mencionado, los péptidos y secretagogos aminoácidos suelen ser suficientes para que las glándulas hipófisis segreguen hormona del crecimiento otra vez y suelen ser relativamente económicos.

En muchos estudios diferentes, se demostró que ese era el caso cuando se ingieren juntos los aminoácidos arginina y lisina. En un estudio, se descubrió que solo 1500 mg de cada una (arginina y lisina) aumentan significativamente los niveles de la hormona humana del crecimiento.[3] En otro estudio, esta vez realizado en hombres de treinta y dos a sesenta y cuatro años, se les suministró a los hombres 2000 mg del aminoácido glutamina y, solo noventa minutos más tarde, sus niveles de la hormona humana del crecimiento habían aumentado más de un cuatrocientos por ciento.[4]

Estoy convencido de que aumentar los niveles de la hormona humana del crecimiento causa beneficios en el cuerpo. Desde mi punto de vista, muchos mayores de cincuenta años deberían incorporar un poco, en especial, si presentan algunos de los síntomas de HGH baja. Y es todavía mejor porque no es costosa y todos podemos pagarla. Sugiero comenzar con aminoácidos —como lisina, arginina o glutamina— si tiene menos de cincuenta años. Puede conseguirlos en la mayoría de las tiendas naturistas.

LA ZONA HORMONAL DE LA HORMONA HUMANA DEL CRECIMIENTO (HGH) EN TODOS NOSOTROS

Idealmente, la optimización de los niveles de la hormona del crecimiento se presentará junto con la optimización de todos los demás niveles hormonales. Hacerlo maximizará la efectividad de tener niveles más altos de la hormona del crecimiento en el cuerpo.

Como mencioné anteriormente, el rango normal de la hormona humana del crecimiento (HGH) en los hombres es de 64 a 199 y en las mujeres es de 58 a 175 ng/mL. Como el rango es tan amplio, casi todos tenemos niveles que están dentro de esos parámetros. Mientras esté atravesando el proceso de optimización de los niveles de la hormona del crecimiento para que alcancen los valores que tenía a los veinte años, le recomiendo que intente elevar el nivel de la IGF-1 —que es el mejor modo de aumentar el nivel de la hormona del crecimiento— a un valor de 200 a 250 ng/mL (a veces, hasta 300 ng/mL si no presenta efectos colaterales). La prueba del factor de crecimiento insulínico tipo 1 (IGF-1) será un punto de partida desde el cual puede determinar su plan de acción a futuro para optimizar ese nivel a un valor de 200 a 250 ng/mL.

Aumentar los niveles de la hormona del crecimiento hasta que alcancen ese valor tiene muchas consecuencias en su cuerpo. Por ejemplo:

+ Menos arrugas
+ Piel más gruesa
+ Mejor cabello
+ Mejor memoria
+ Mayor tono y fuerza muscular
+ Pérdida de peso

- Aumento de la fuerza ósea
- Mejor descanso

Si estos no son motivos suficientes para que quiera aumentar sus niveles de la hormona del crecimiento, ¿sabía que, a medida que envejecemos, nuestros órganos se encogen y el cerebro también? Tener niveles más altos de la hormona del crecimiento ayudará a detener ese encogimiento y, en general, ayudará a devolverles a los órganos y al cerebro su tamaño adecuado. El momento para que todos comencemos a aumentar los niveles de la hormona del crecimiento es ahora, en especial, si tenemos más de cincuenta años.

CONCLUSIÓN

S I SE TOMARA un momento para hacer una lista con las enfermedades que existen, algunas de las cuales deben formar parte de sus antecedentes familiares, la lista sería similar a esta:

- Cáncer de mama
- Enfermedades cardíacas
- Colesterol alto
- Obesidad
- Diabetes tipo 2
- Glaucoma
- Cáncer de próstata
- Enfermedad de Hashimoto
- Enfermedad de Alzheimer
- Enfermedad de Parkinson
- Demencia
- Fibromialgia
- Osteoporosis
- Sarcopenia
- Insomnio
- Artritis
- Enfermedad crónica (fatiga, depresión, dolor, etcétera)

Es muy probable que esta lista breve le resulte muy conocida. Si no es su caso, la lista de síntomas presentada en el capítulo 3, quizás sí lo sea. Lo importante es que todas estas enfermedades y la larga lista de síntomas no necesariamente tienen el poder que alguna vez tuvieron sobre nosotros. ¿Por qué? ¡Porque ahora tenemos respuestas! Cuando optimizamos nuestros niveles hormonales, muchas de estas enfermedades y síntomas pueden comenzar a desaparecer ¡para no volver nunca más!

Cuando recuperamos los niveles hormonales que teníamos a los veinte años, ¡nuestra salud mejora drásticamente! Cuando le añadimos una buena dieta, ejercicio, nutrición y un estilo de vida saludable (sufrimos menos estrés, elegimos perdonar, caminamos en paz, etcétera) para optimizar los niveles hormonales, ¡el cuerpo responde de maneras increíbles! ¡Qué noticia maravillosa!

Y, como en este libro hablamos de *su* vida y de *su* cuerpo, el siguiente paso depende de usted. Optimizar los niveles hormonales con la terapia de reemplazo con hormonas bioidénticas es más seguro, más fácil y más económico que nunca. Encontrar un médico que trabaje con usted para tratar la causa principal de sus síntomas también es más fácil que nunca. Por favor, consulte la lista de páginas web que incluimos en el apéndice F para encontrar un médico de este estilo.

Quizás tenga que viajar para encontrar un médico especializado en el antienvejecimiento o en el manejo del envejecimiento; pero estos médicos que no eran tan comunes en el pasado hoy son una realidad. Tómese su tiempo y haga el esfuerzo de encontrar un médico que esté dispuesto a trabajar con usted. Créame, ¡vale la pena! (Y, cuando haya encontrado el médico indicado, tenga paciencia. Comience despacio y avance lentamente).

Sí, es probable que su deseo de encontrar soluciones duraderas se encuentre con algún freno. La medicina convencional suele "colocar un remiendo" sobre el problema, en lugar de "solucionarlo", y la mayoría de los médicos considerarán que sus niveles hormonales bajos o deficientes están "dentro del rango" y no harán nada al respecto. Sus síntomas pedirán a gritos una respuesta, y ningún medicamento recetado —en especial, los antidepresivos, ansiolíticos o medicamentos para bajar el colesterol— ayudarán.

En mi mundo, la información médica se duplica cada setenta y tres días. A menos que un médico corra a gran velocidad para mantenerse al día con los últimos avances de la medicina, se quedará muy atrás. Todos los médicos antienvejecimiento que están a la vanguardia de la industria tuvieron que correr, estudiar y trabajar mucho para llegar a ese lugar.

Los médicos que no avanzan, por naturaleza quedan a la deriva y retroceden. Descubrí que la mayoría de los médicos están entre diez y veinte años atrasados. Eso significa que podría confiar en alguien que es bueno, pero que no tiene información suficiente o que no cuenta con la última información. Así es la profesión del médico.

Veámoslo de otro modo. Digamos que necesita comprarse un teléfono celular nuevo y entra a una tienda. Hay dos vendedores detrás del mostrador. Uno tiene un teléfono plegable, y el otro tiene el último modelo de teléfono celular. ¿En quién confiaría? ¿A quién le pediría ayuda? El teléfono plegable no es tan antiguo —yo tenía uno—, pero está desactualizado, y esto mismo —o incluso peor— sucede en la medicina.

CONSEJOS PARA LOS COLEGAS MÉDICOS

Si usted es médico y está leyendo esto, le sugiero que aprenda sobre el poder de la terapia de reemplazo con hormonas bioidénticas tan rápido como pueda y que contrate varios asistentes porque ¡su negocio va a explotar!

No les echo la culpa a los médicos. Suelen estar abrumados con el trabajo, los historiales médicos, las gestiones el negocio, tratar de llegar a fin de mes, cumplir objetivos, asistir a reuniones y hablar con representantes de la industria farmacéutica. Solo tienen usualmente entre diez y quince minutos para recibirlo y recetarle los medicamentos para tratar su problema. Lo que está mal es el sistema, no los médicos. A decir verdad, es un "sistema de enfermedad" más que un "sistema de salud".

Necesitamos que el paradigma cambie; necesitamos un nuevo modo de pensar que busque solucionar (prevenir, detener y reparar) en lugar de colocar un remiendo. Mientras este cambio global se desarrolla (¡y el cambio ya está en marcha!), si los médicos y las compañías no mantienen el ritmo, se quedarán atrás. Las personas están cambiando. Ya no quieren tomar medicamentos para toda la vida. Exigen respuestas que les den libertad, salud y vitalidad, no más dolor, malestar y síntomas negativos.

HECHO COMPROBADO

Cuando recupera la forma, también recupera la confianza
en usted mismo, la fuerza, la energía, la vida, la vitalidad,
los músculos ¡y mucho más!

Sencillamente, usted, como paciente, tiene que elegir. Es su cuerpo, por eso su voto es el más importante. Usted decide cómo quiere vivir la vida. Y cuando elige buscar respuestas que solucionen el problema en lugar de taparlo, recuerde que el objetivo es *optimizar* los niveles hormonales, no *equilibrarlos*. Por supuesto, tener niveles hormonales equilibrados es mucho mejor que tener niveles bajos o insuficientes, pero solo cuando los niveles hormonales están optimizados, las enfermedades y los síntomas suelen desaparecer.

Lograr un nivel optimizado muchas veces se parece a presionar el botón "reiniciar". ¿Recuperar la función hormonal y la claridad mental que tenía a los veinticinco años? Es poderoso. ¡Es fascinante! ¡En muchos casos significa comenzar de nuevo!

Vi a muchas personas comenzar a sentirse bien otra vez. Se sienten llenos de energía y de vida, vuelven a desarrollar músculos y huesos, se vuelven resistentes a las enfermedades y recuperan la esperanza. Parece como si sus cuerpos hubieran vuelto a la juventud. Después de todo, su mayor bienestar es su salud. Por eso debe hacer todo lo necesario para optimizarla.

¡Por su salud, su vida y su felicidad! Permítame decir una sola cosa más: ¡larga vida!

APÉNDICE A

EL DESAFÍO DE VEINTIÚN DÍAS EN LA ZONA DE SALUD HORMONAL

Como explicó a lo largo de todo el libro, la mayoría de las personas pueden equilibrar sus hormonas con los productos de hormonas bioidénticas que mencioné. Pero para maximizar su efectividad y pasar de un estado de equilibrio hormonal a un estado de optimización hormonal, una dieta saludable, una rutina de ejercicios y un estilo de vida saludables son componentes necesarios para la mayoría. Un matrimonio siguió la dieta y los ejercicios recomendados del libro *Dr. Colbert's Keto Zone Diet* [*La dieta Keto Zone del Dr. Colbert*] (consulte el apéndice F) y así lograron un estilo de vida con hormonas optimizadas. Resumí su plan aquí y lo desafío a intentarlo durante veintiún días para potenciar su salud hormonal. Creo que será muy beneficioso para usted hacer lo que ellos hicieron, y cuando experimente los resultados usted mismo, querrá mantenerla durante más que veintiún días e incluirla como parte de su nueva vida saludable y optimizada en la zona hormonal.

Opciones alimentarias

Carbohidratos: Los carbohidratos deben representar el quince por ciento de su alimentación diaria (la mayoría, provenientes de ensaladas, verduras verdes, especias y hierbas) conforme a una dieta cetogénica o mi dieta keto.

Grasa: La grasa debe representar el setenta por ciento de su alimentación diaria (proveniente de aceite de pescado, aceite MCT, aceite de aguacate, aceite de oliva, nueces, pequeñas cantidades de mantequilla, *ghee* (mantequilla clarificada) y queso *grass-fed* [alimentado con hierba o pasto]).

Proteínas: Las proteínas deben representar el quince por ciento de su alimentación diaria (proveniente de huevos pastados enteros, de pollos y pavos de pastoreo, pescados salvajes y carnes de herbívoros). El objetivo es consumir un gramo de proteína por cada kilogramo de peso corporal.

El desayuno iba cambiando; pero, en general, incluían los siguientes alimentos:

+ De dos a tres huevos fritos (en aceite de coco, manteca proveniente de animales herbívoros o aceite de aguacate), con rodajas de jamón o con dos o tres tiras de tocino de pavo.

+ Tortilla con dos o tres huevos (con espinaca, queso, jamón).

+ Un batido hecho con leche de almendras con bajo contenido de azúcar, una cucharada de proteína de clara de huevo, una cucharada de manteca de almendras, una cucharada de polvo de aceite MCT o de aguacate y un cuarto de taza de frutos rojos.

+ Café con una o dos cucharadas de polvo de aceite MCT o una cucharada de aceite de aguacate.

Los almuerzos también iban cambiando, pero solían incluir los siguientes alimentos:

+ Ensalada con una porción de cuatro a seis onzas (113 a 170 gramos) de pollo, bistec, pavo o salmón salvaje de pastoreo, junto con pepinos, tomates, apio, queso y un aderezo hecho con tres o cuatro cucharadas de aceite de oliva/vinagre de manzana.

+ Ensalada de pollo o atún tongol con dos o tres cucharadas de una mayonesa hecha a base de aceite de oliva o aceite de aguacate con apio, cebollín, cebolla, pepinillos, queso crema de jalapeños y frutos secos (nueces pecanas, almendras o nueces).

+ Hamburguesa envuelta en hojas de lechuga romana con tomate, aguacate, sal y pimienta con dos o tres cucharadas de mayonesa hecha a base de aceite de aguacate.

Las cenas también iban cambiando, pero solían incluir los siguientes alimentos:

+ Pescado o camarones grillados con judías verdes, espárragos o brócoli cocinado en una o dos cucharadas de manteca proveniente de animales herbívoros y una o dos cucharadas de aceite de aguacate u oliva.

+ Bistec o pollo grillado con verduras salteadas en dos cucharadas de aceite de aguacate u oliva y ensalada condimentada con dos a cuatro cucharadas de aceite de oliva y vinagre de manzana.

+ Carne, camarones o pollo salteado con brócoli, judías verdes, repollo, bok choy, cebolla, pimientos, ajo y hongos con una o dos cucharadas de manteca proveniente de animales herbívoros y una o dos cucharadas de aceite de aguacate.

+ Salmón grillado sobre espinaca cruda con sal del Himalaya, pimienta, limón, ajo molido y dos o tres cucharadas de aceite de oliva.

Bocadillos:

+ Apio con guacamole y salsa.

+ Frutos secos (nueces de macadamia, nueces pecanas, almendras o nueces), cacahuetes con sal y vinagre, y nueces de macadamia con ajo y cebolla.

+ Solo postres aceptados en el libro *Dr. Colbert's Keto Zone Diet* [*La dieta Keto Zone del Dr. Colbert*] (consulte www. ketoSzone.com).

+ Semillas de girasol y calabaza

+ Queso crema de jalapeño y apio

+ Mantequilla de cacahuate y rodajas de pepino

Suplementos:

+ Multivitamínico con yodo incluido

+ Aceite de pescado

+ Probióticos

+ Vitamina D_3

Bebidas

+ Agua alcalina o con gas. Le puede agregar rodajas de limón o lima.

+ Café, en especial, el café Keto con polvo de aceite de MCT (consulte www.ketozone.com).

+ Té verde

+ Leche de almendras o de coco con bajo contenido de azúcar

Opciones de ejercicios

Ellos crearon una rutina breve de ejercicios que les permitía desarrollar músculos, pero también hacer suficientes ejercicios de cardio y que, además, funcionaba muy bien con sus agendas ocupadas. Incluía lo siguiente:

+ Levantamiento de pesas (mancuernas) durante diez a veinte minutos (tenían mancuernas independientes). De este modo, ejercitaban numerosos grupos musculares, incluidos los brazos, los hombros, la espalda y los muslos tres veces por serie.

+ Plancha anaeróbica durante un minuto por día, cinco días a la semana. Para hacer la plancha, póngase en posición para hacer flexiones de brazos con la espalda, el cuello y las piernas planos como si fuera una plancha. Mantenga esa posición durante un minuto y respire. Puede comenzar arrodillado si su fuerza todavía no le permite hacer una plancha total.

+ Caminata rápida por 30 minutos por la noche, cinco veces a la semana.

+ Bicicleta en un parque de la zona durante treinta minutos los fines de semana y bicicleta fija durante treinta minutos cinco días a la semana.

Opciones de estilo de vida

Descubrieron muchas maneras de disminuir el estrés en su vida, entre ellas, una mejor comunicación entre ellos, perdonar las ofensas y olvidarlas más rápido, impedir que el estrés los consuma, leer la Biblia al levantarse por la mañana y antes de irse a dormir, y separar un tiempo para orar, meditar, leer cada mañana y reírse a carcajadas diez veces por día. Miraban los antiguos programas de Carol Burnett todas las noches para reírse a carcajadas. Todo esto les ayudó a fortalecer sus glándulas suprarrenales.

DESAFÍO DE VEINTIÚN DÍAS

¿Y usted? Intente poner en práctica estas guías durante veintiún días. Se sentirá mejor, tendrá una mente más clara, menos estrés y, quizás, hasta pierda peso.

¡No se detenga! Convierta el desafío de veintiún días en su estilo de vida para siempre. Haga ajustes. Ponga en práctica cambios. Es su cuerpo. ¡Puede disfrutarlo por el resto de la vida! Para obtener más información útil sobre cómo seguir una dieta cetógena tal como se la resumió en este desafío, consulte mi libro *Dr. Colbert's Keto Zone Diet* [*La dieta Keto Zone del Dr. Colbert*] y mi nuevo libro de cocina zona keto.

LOS OCHO PILARES DE LA SALUD

S OLÍA CREER QUE los pilares de la salud eran siete. Mi primer éxito en el *New York Times* fue un libro titulado *Los siete pilares de la salud*. Pero, en realidad, ¡ahora creo que los pilares son ocho! Se los describo a continuación:

Pilar 1: beba una cantidad adecuada de agua. La mayoría de las personas no beben agua suficiente. El agua destilada o purificada por ósmosis inversa es ácida. Recomiendo beber agua alcalina. Es fundamental para que las células funcionen de manera óptima.

Pilar 2: duerma una cantidad de horas adecuada. Eso significa dormir entre siete y ocho horas por noche. A continuación, le explicaré cómo darse cuenta si está durmiendo suficiente. ¿Se despierta renovado por la mañana? Si no es así, no está durmiendo una cantidad de horas adecuada. Es fundamental para restablecer el funcionamiento de su cuerpo. Durante la noche, el cuerpo repara la mayoría de los tejidos y órganos. Dormir también es vital para ayudar a restablecer las glándulas suprarrenales y para que su cuerpo se mantenga saludable y su sistema inmunitario permanezca fuerte y, además, ayuda a prevenir el aumento de peso y la obesidad. "El sueño es belleza" es una frase totalmente cierta porque dormir también ayuda a optimizar los niveles de la hormona del crecimiento que hacen que se siga viendo joven. (Puede consultar mi libro *La mejor guía para el sueño* para obtener más información).

Pilar 3: maneje el estrés. Poder manejar el estrés en la vida es fundamental. Es un tema tan importante que escribí un libro entero al respecto (*Stress Less* [*Menos estrés*]). Es probable que el estrés sea la principal causa de muerte hoy en día. Invita a todas las enfermedades a entrar a su cuerpo. Aprender a manejar, lidiar, evitar y tratar con el estrés es fundamental.

Pilar 4: comer alimentos vivos versus alimentos muertos. Los alimentos vivos producen vida, pero los alimentos procesados son una invitación para que las enfermedades y, a la larga, la muerte, ingresen a su cuerpo. Descubrí la importancia de la dieta cetógena y antiinflamatoria, y que lo importante son los alimentos vivos. (Escribí los libros *Deje que los alimentos sean su medicina* y *Dr. Colbert's Keto Zone Diet* [*La dieta Keto Zone del Dr. Colbert*] para tratar dos cuestiones muy reales). Sin saberlo, invitamos a la mayoría de las enfermedades a ingresar a nuestros cuerpos al ingerir alimentos inflamatorios, por ejemplo, azúcar, alimentos procesados, almidón excesivo, grasas inflamatorias y carbohidratos y carnes procesadas en exceso. (Otros libros que escribí sobre este tema son *Eat This and Live!* [*¡Coma esto y viva!*] y *Cómo revertir la inflamación*).

Pilar 5: suplementos. No obtenemos una nutrición suficiente de los alimentos que comemos, por lo tanto, todos necesitan determinados suplementos para prevenir las enfermedades. Si los alimentos no nos brindan la nutrición que necesitamos, el único modo de obtenerla es por medio de suplementos. Un multivitamínico apropiado es un buen modo de empezar, pero es más probable que necesite otros suplementos. (Consulte mi libro *La guía para las vitaminas y suplementos* para obtener información útil sobre cómo elegir los suplementos adecuados).

Pilar 6: desintoxicación. Necesitamos eliminar del cuerpo de forma regular las toxinas a las que nos exponemos todos los días. Es importante desintoxicar el colon, el hígado y los órganos claves de eliminación. Desintoxíquese regularmente con nutrientes, determinados alimentos desintoxicantes, agua alcalina y sauna infrarrojo. (Escribí un libro titulado *Toxic Relief* [*Libérese de las toxinas*] en el que encontrará mucha información sobre este tema).

Pilar 7: ejercicios. Hacer ejercicios regularmente es muy importante para preservar la salud. Los ejercicios que fortalecen los músculos son vitales, al igual que los ejercicios para fortalecer el abdomen —como la plancha anaeróbica—, el ejercicio aeróbico y los ejercicios posturales. (En mi libro *Get Fit and Live!* [*¡Póngase en forma y viva!*], encontrará algunas recomendaciones muy buenas sobre ejercicios).

Pilar 8: optimizar los niveles hormonales. Descubrí que no hay nada más beneficioso para la salud general del cuerpo y el rejuvenecimiento que optimizar los niveles hormonales. Para tener una salud óptima, optimizar los niveles hormonales es una necesidad. Ese es el último pilar y el motivo por el cual escribí este libro tan importante.

Eso es todo. Si pone en práctica los ocho pilares de la salud en su cuerpo (su templo), tiene todos los elementos en su lugar para vivir una vida larga, saludable y agradable.

APÉNDICE C

LOS RANGOS HORMONALES NORMALES A SIMPLE VISTA

L AS HORMONAS PRINCIPALES que se deben analizar y luego optimizar en su organismo son: la testosterona total, testosterona libre, TSH, T3 libre, T4 libre, TPO, rT3, estradiol, progesterona (para las mujeres), FSH (para las mujeres) y IGF-1. A continuación, encontrará una guía rápida de referencia para los rangos normales correspondientes a estas hormonas, según empresas de laboratorios clínicos tales como LabCorp o Quest Diagnostics, junto con los rangos hormonales optimizados que yo recomiendo.

HORMONA	RANGO	NIVELES OPTIMIZADOS
Testosterona total (hombres)	264–916 ng/dL	900–1100 ng/dL
Testosterona total (mujeres)	15–70 ng/dL	60–70 ng/dL y superior para quienes sufren de osteoporosis o sarcopenia (véase el capítulo 10)
Testosterona libre (hombres)	46–224 pg/mL	150–224 pg/mL
Testosterona libre (mujeres)	0.2–5.0 pg/mL (entre 18 y 69 años), 0.3–5.0 pg/mL (entre 70 y 89 años)	7–10 pg/ml
TSH	0.45–4.5 µIU/mL	0.1–1.0 µIU/mL o inferior
T3 libre	2.0–4.4 pg/mL	3.5–4.4 pg/mL
T4 libre	0.8–1.8 ng/dL	1.2–1.8 ng/dL
rT3	Inferior a 15 ng/dL	Inferior a 15 ng/dL
Anticuerpos—TPOAbs o TgAbs	10–20 IU/mL	Inferior a 10 IU/mL
FSH	Una mujer joven en medio del ciclo tiene un FSH de 4.5–23 IU/L	Inferior a 23 IU/L

HORMONA	RANGO	NIVELES OPTIMIZADOS
Estradiol (hombres)	20–70 pg/mL	20–50 pg/mL
Estradiol (mujeres)	Una proporción 2 a 1 con relación a la estrona.	Una proporción mayor de 2 a 1 con relación a la estrona.
Progesterona (mujeres)	0.1–25 ng/mL	10–20 ng/mL
Progesterona (hombres)	0.0–0.5 ng/mL	N/A
IGF-1	Entre 51 y 60 años: 87–225 ng/mL (hombres), 92–190 ng/mL (mujeres) Entre 61 y 70 años: 75–228 ng/mL (hombres) 87–178 ng/mL (mujeres) Entre 71 y 80 años: 31–187 ng/mL (hombres) 25–171 ng/mL (mujeres) Entre 81 y 88 años: 68–157 ng/mL (hombres) 31–162 ng/mL (mujeres)	200–250 ng/mL

¿CÓMO MAXIMIZAR LA CONVERSIÓN DE T4 EN T3?

E L PROCESO DE elevar su nivel de hormona tiroidea activa T3 libre no es tan complicado y, cuando lo hace, notará los efectos, en general, de inmediato. Los niveles de T3 libre activa aumentan al maximizar el proceso de conversión de T4 en T3 por medio de lo siguiente:

+ Ejercicio aeróbico
+ Aumento de la masa corporal magra
+ Niveles hormonales optimizados
+ Agregar T3 a su régimen actual de T4
+ Cambiar a un medicamento de T4 y T3 combinados
+ Suplementos como vitaminas B, vitamina D, vitamina C, yodo, ashwagandha, selenio, magnesio, cinc, glutatión (un aminoácido)
+ Disminuir el estrés
+ Dormir de forma adecuada y de calidad, generalmente de siete a ocho horas por la noche.

CONSEJOS ADICIONALES

+ El cuerpo necesita glucagón, insulina, melatonina, testoste- rona, hormona humana del crecimiento (HGH) y cortisol para convertir la T4 en T3 de manera adecuada. Si los nive- les de estos están demasiado bajos o si los niveles de insulina están demasiado altos, la conversión no se realizará como debería.[1]
+ La deficiencia de hierro y los niveles bajos de ferritina generan una conversión escasa de T4 en T3. El café, té, bloqueadores

de ácidos, antiácidos y los medicamentos para la presión arterial son las causas principales de la disminución del hierro en
el cuerpo.[2]

+ Descubrí que la mayoría de mis pacientes con problemas en
la tiroides notan una mejora significativa cuando reducen el
gluten o hacen una dieta libre de gluten. ¿Padecen celiaquía?
No creo, pero el gluten actual inflama el cuerpo y, en especial, el tracto gastrointestinal y, a la larga, eso puede afectar la
tiroides.

+ En mi experiencia profesional, veo intolerancia al gluten o
sensibilidad al gluten en gran porcentaje de mis pacientes
que sufren de problemas de tiroides, y se estima que entre el
diez y el catorce por ciento de los pacientes que padecen de
la enfermedad de Hashimoto sufren también de celiaquía.[3]
Les indico a la mayoría de mis pacientes con enfermedad
de Hashimoto que no consuman gluten durante tres meses
para ver si ayuda. Casi todos los que inician una dieta libre
de gluten deciden no volver a ingerirlo porque sus síntomas
suelen mejorar. El síndrome del colon irritable mejora o desaparece; la fatiga y las lagunas mentales suelen mejorar; los
anticuerpos antiperoxidasa tiroidea (TPO) suelen reducirse.
Dejar de consumir gluten es uno de los avances más importantes para superar los síntomas de la tiroides.

Los factores más comunes que disminuyen sus niveles de T3 al disminuir
el proceso de conversión de T4 en T3 son los siguientes.

+ Estrés. El estrés mismo es suficiente para disminuir su T3
libre activa; el estrés también impide la conversión de T4 en
T3.

+ La inflamación producto de los alimentos, las enfermedades o
las alergias

+ Deficiencias nutritivas

+ Niveles altos de cortisol

+ Enfermedades crónicas

+ Falta de ejercicio

+ Envejecimiento

- Determinados medicamentos recetados, en especial, el litio, los betabloqueantes, las píldoras anticonceptivas y los glucocorticoides.
- Interruptores hormonales
- Niveles bajos de testosterona

Aproximadamente, el noventa por ciento de las hormonas tiroideas que produce el cuerpo es T4 inactiva y solo el siete por ciento es T3 activa. Lo mismo nos sucede a todos. El hígado es donde se procesa la mayoría de T4 y se convierte en T3. La mayoría de nosotros puede convertir un cuarenta por ciento de la T4 que produce el cuerpo en T3. Alrededor del veinte por ciento del total se convierte en el tracto gastrointestinal; esto significa que, si nuestro intestino está sano, utilizaremos ese veinte por ciento, pero si el intestino no está sano, perdemos el veinte por ciento de la hormona tiroidea más útil, la T3, ¡y eso no está nada bien!

Cuanto más alto sea el nivel de la hormona T3 libre, mayor será la conversión de T4 en T3 que se producirá en el cuerpo, y eso tendrá como consecuencia un cuerpo más sano. Esto se verá reflejado en cómo se siente y en sus síntomas o en la falta de síntomas. Los niveles de tiroides (llevados a los límites superiores o inferiores del rango) deben optimizarse a valores similares a los siguientes:

- T3 libre: 3.5–4.4 pg/mL
- T4 libre: 1.2–1.8 ng/dL (opcional)
- TSH: 0.1–1.0 µIU/L o inferior
- rT3: menos de 15 ng/dL (sobre la base de una proporción de veinte a uno)
- Anticuerpos: TPOAb or TGAb: menos de 10 IU/mL (opcional)
- Proporción de T3 libre a rT3: veinte a uno o superior

Estos son los valores más importantes que necesita conocer, controlar y manejar con la tiroides; pero los niveles de T3 y rT3 son los valores a los que debe prestar especial atención. Por lo tanto, medir los niveles de T3 y rT3 es fundamental para optimizar los niveles hormonales. La mayoría de los médicos ni siquiera miden estos valores; por lo tanto, debe asegurarse de pedirlo.

APÉNDICE E

¿CÓMO DISMINUIR LOS NIVELES DE RT3?

E L PRIMER PASO para disminuir los niveles de rT3 en el cuerpo es tomar T3 (liotironina). Suelo comenzar con una dosis de 2.5 a 5 mcg de lioti-ronina dos veces por día. No necesita más T4 ya que tiene T4 en exceso. Por lo tanto, tomar T3 hace que, automáticamente, comiencen a bajar sus niveles de T4, lo que hace que disminuyan sus niveles de rT3 también.

Aumente la dosis lentamente cada tres o cuatro días de 2.5 a 5 mcg por dosis hasta alcanzar una dosis de 25 mcg dos veces al día, y mantenga ese nivel durante tres meses. Contrólese el pulso de dos a tres veces por día todos los días, durante todo el tratamiento. No debe superar las cien pulsaciones en reposo ni tener palpitaciones o ritmo cardíaco irregular. Si supera las cien pulsaciones en reposo, disminuya la dosis a la dosis que tomaba cuando tenía un pulso inferior a las cien pulsaciones. Si los síntomas desaparecen y el pulso se normaliza, mantenga la dosis durante una semana y luego aumente la dosis no más de 2.5 mcg. Si vuelve a tener frecuencia cardíaca rápida, mantenga la dosis más baja en la cual no tenía síntomas. Si las palpitaciones, el pulso acelerado o el ritmo cardíaco irregular persisten luego de bajar la dosis o de interrumpir la toma de tiroides, consulte a un médico.

También tome un multivitamínico y un suplemento de selenio (de 100 a 200 mg una vez por día). Se recomienda seguir la dieta cetógena (consulte el apéndice F) y mantener una rutina de ejercicios que incluya ejercicios aeróbicos, levantamiento de pesas y ejercicios para fortalecer el abdomen. Tenga cuidado y consulte a su médico especialista en envejecimiento si tiene más de sesenta años o si tiene antecedentes de fibrilación auricular, arritmia, arteriopatía coronaria, insuficiencia cardíaca congestiva o cualquier otra enfermedad cardíaca.

¿Qué elementos disminuyen sus niveles de rT3?

- ✦ Vitamina A (4000 IU por día)
- ✦ Yodo (150 mcg por día)

+ Hierro (Hombres: 8 mg; mujeres: 18 mg hasta la menopausia y 8 mg después de la menopausia, por día. La mayoría de los hombres no necesitan hierro).

+ Selenio (100–200 mcg por día)

+ Reducción del consumo de alcohol.

+ Supresión del hábito de fumar.

+ Suplementos para el hígado como NAC, glutatión, MaxOne o cardo de leche.

+ Reducción del consumo de azúcar.

+ Tomar únicamente T3.

+ Estimular el funcionamiento de las glándulas suprarrenales con suplementos.

+ Reducción del estrés.

+ Supresión del hábito de usar edulcorantes artificiales.

+ Minimizar el consumo de alimentos procesados.

+ Evitar los aceites vegetales refinados y las grasas trans.

Cuanta más rT3 produzca su cuerpo, más trastornos tendrá en la tiroides. Por lo tanto, es necesario que los niveles de rT3 estén en el límite inferior del rango normal. Como recordatorio, el nivel de rT3 que debe alcanzar es inferior a los 15 ng/dL. Reducir el nivel de rT3 tanto como pueda le traerá muchos beneficios a su salud.

APÉNDICE F

SUPLEMENTOS Y RECURSOS

Suplementos Keto Zone disponibles en Ketozone.com o drcolbert.com

Keto Zone MCT oil powder (polvo de aceite de MCT Keto Zone) (coco, vainilla francesa y avellanas)

Keto Zone instant ketones (cetonas instantáneas)

Keto Zone Fat-Zyme (enzimas para disolver grasas)

Keto Zone collagen (colágeno)

Productos nutricionales Divine Health disponibles en drcolbert.com

Green supreme food (alimento supremo verde)

Red supreme food (alimento supremo rojo)

Iced Krill (kril helado)

Enhanced multivitamin (Multivitamínico mejorado)

Living chia (chía viva)

Productos Hormone Health Zone disponibles en drcolbert.com

+ Testosterone zone (zona testosterona) [provee ingredientes clínicamente estudiados, incluyendo nutrientes sinérgicos y hierbas que aumentan los niveles de testosterona libre]

+ Hormone zone (zona hormonal) [contiene diindolilmetano, DIM, por sus siglas en inglés, y nutrientes sinérgicos que proveen apoyo hormonal para hombres y mujeres]

+ Thyroid zone (zona tiroides) [una mezcla de nutrientes y hierbas diseñadas específicamente para proveer apoyo a la tiroides]

Exámenes de laboratorio

Análisis de sangre de la zona hormonal

Para los hombres: TSH, T3 libre, testosterona libre y total, SHBG, estradiol, rT3, TPO y PSA.

Para las mujeres: TSH, T3 libre, testosterona libre y total, estradiol, rT3, TPO, FSH y progesterona.

Análisis de Divine Health

Para los hombres: todos los análisis hormonales para los hombres y perfil metabólico completo (CMP), hemograma completo (CBC), Hb A1C, análisis de proteína C reactiva (CRP), examen de 25OHD3, análisis del nivel de B12, análisis de orina y lipidograma.

Para las mujeres: todos los análisis hormonales para las mujeres y los análisis adicionales mencionados anteriormente.

Análisis de las glándulas suprarrenales (DiagnosTechs Adrenal Panel) disponible en diagnostechs.com

Nivel de sulfato de dehidroepiandrosterona (DHEA) (análisis de sangre)

Cortisol en saliva a las ocho de la mañana, a las cuatro de la tarde y a las ocho de la noche.

Buscadores de médicos

worldhealth.net

agemanagement.org

biotemedical.com

agemed.org

brodabarnes.org

LOS DIEZ INTERRUPTORES ENDOCRINOS MÁS COMUNES[1]

A VECES, LO QUE no conoce y no puede ver puede de hecho perjudicarlo. Sin dudas, ese es el caso de los interruptores endocrinos (hormonales). A continuación, le presento los diez interruptores más comunes compilados por Environmental Working Group y el modo de evitarlos.

1. BPA (bisfenol A): Las estadísticas demuestran que casi todos nosotros tenemos BPA en el cuerpo, el cual está asociado a trastornos en la fertilidad, enfermedades cardíacas, obesidad, cáncer de mama y otros tipos de cáncer, entre otros. Se lo suele encontrar en el revestimiento de las latas de metal, en recipientes de plástico y en la mayoría de los recibos emitidos por las cajas registradoras. ¿CÓMO EVITARLO? Si no puede comprar alimentos frescos o congelados, cómprelos en recipientes de vidrio en lugar de en lata. Conserve los alimentos en recipientes que no sean de plástico y no toque los recibos.

2. Dioxinas: Estos restos de muchas plantas de procesamiento industrial reducen la cantidad de espermatozoides en los hombres y son cancerígenos (pueden causar cáncer). También se acumulan y, con el paso del tiempo, pueden causar un daño grave incluso en los bebés cuando están en el útero. ¿CÓMO EVITARLAS? Las dioxinas están presentes en la mayoría de los productos con grasa animal que consumimos. Por lo tanto, reducir el consumo de carnes, huevos, queso, manteca, crema, etcétera, puede ayudar a disminuir las dioxinas.

3. Atrazina: Este es el segundo herbicida más utilizado y es el contaminante químico más común en el suministro de agua de los Estados Unidos. ¡Se descubrió que convertía a las ranas macho en ranas hembra! En los animales, el cáncer de mama, el retraso de la pubertad y los trastornos en la próstata están relacionados con la exposición a la atrazina. ¿CÓMO EVITARLA? Comprar productos orgánicos puede ayudar, pero el modo principal de reducir la exposición a la atrazina es usar un filtro de agua en su hogar.

4. Ftalatos: El daño celular en los testículos es consecuencia de la acumulación de ftalato en el cuerpo. Los defectos de nacimiento en los tejidos reproductivos masculinos, el número bajo de espermatozoides, los trastornos de la tiroides y otros problemas están relacionados con la exposición al ftalato. ¿CÓMO EVITARLOS? Tenga cuidado con los juguetes, plásticos y productos de cuidado personal (con "fragancia") que contienen ftalatos. No coloque en el microondas alimentos o bebidas en recipientes de plástico. No almacene alimentos en recipientes o bolsas de plástico.

5. Perclorato: Este interruptor endocrino afecta directamente la tiroides al competir con el yodo, lo cual afecta el metabolismo, el cerebro y otros órganos. ¿CÓMO EVITARLO? En general, está presente en el agua. Por lo tanto, un filtro de agua será suficiente. Además, los suplementos de yodo pueden ayudar a reducir los efectos que tiene el perclorato en el cuerpo.

6. Difeniléteres polibromados (PBDE) utilizados como retardantes de fuego: Estos productos químicos también tienen un impacto negativo en sus hormonas tiroideas. Los PBDE fueron suprimidos de manera paulatina, pero persisten en todos lados en el medio ambiente. ¿CÓMO EVITARLOS? Aspirar el polvo en su hogar con una aspiradora que tenga un filtro HEPA será de gran ayuda.

7. Mercurio: Este interruptor endocrino puede causar daño cerebral en los niños nonatos porque se acumula en el cuerpo de la madre. Se lo suele encontrar en mariscos y es difícil de evitar. ¿CÓMO EVITARLO? Elija pescado que sea bajo en mercurio como el salmón salvaje, el halibut, las anchoas, la perca, el abadejo, el lenguado, la tilapia, la trucha, el arenque, las sardinas, el atún (tongol) y la platija.

8. Compuestos químicos perfluorados (PFC): Casi todos nosotros (el noventa y nueve por ciento) tenemos estos compuestos químicos en el cuerpo, y estos se acumulan constantemente. Reducen las hormonas tiroideas y causan muchos trastornos (nefropatías, nivel alto de colesterol, bajo peso al nacimiento y número bajo de espermatozoides, entre otros). ¿CÓMO EVITARLOS? Los PFC suelen encontrarse en las sartenes antiadherentes y en los revestimientos antimanchas e impermeables. Por lo tanto, su mejor defensa es evitar estos elementos.

9. Pesticidas organofosforados: Estos pesticidas se usan para matar insectos, pero también afectan a los seres humanos al disminuir sus niveles de testosterona y hormona tiroidea. ¿CÓMO EVITARLOS? Comprar productos orgánicos puede ayudar.

10. Éteres de glicol Son solventes que se encuentran en las pinturas, en los productos de limpieza y hasta en algunos cosméticos. Pueden causar un

daño en los niños nonatos y reducir la fertilidad en los hombres al reducir el número de espermatozoides. ¿CÓMO EVITARLOS? Utilice alternativas naturales para limpiar como vinagre y bicarbonato de sodio y evite los productos con éteres de glicol como 2-butoxietanol (EGBE) y metoxidiglicol (DEGME).

Quizás no podamos evitar todos estos interruptores endocrinos, pero si podemos minimizar nuestra exposición ante ellos, también estamos reduciendo su acumulación en nuestros cuerpos. ¡Con el paso del tiempo, esto será muy beneficioso para su salud!

NOTAS

INTRODUCCIÓN

1. "Adult Obesity Facts", Centers for Disease Control and Prevention, consultado en línea el 17 de septiembre de 2018, https://www.cdc.gov/obesity/data/adult.html.
2. "A Snapshot: Diabetes in the United States", Centers for Disease Control and Prevention, consultado en línea el 17 de septiembre de 2018, https://www.cdc.gov/diabetes/library/socialMedia/infographics.html.
3. "Heart Disease Facts", Centers for Disease Control and Prevention, consultado en línea el 17 de septiembre de 2018, https://www.cdc.gov/heartdisease/facts.htm.
4. "Alzheimer's Disease", Centers for Disease Control and Prevention, consultado en línea el 17 de septiembre de 2018, https://www.cdc.gov/aging/aginginfo/alzheimers.htm.
5. "Preventable Adverse Drug Reactions: A Focus on Drug Interactions", US Food and Drug Administration, consultado en línea el 17 de septiembre de 2018, https://www.fda.gov/drugs/developmentapprovalprocess/developmentresources/druginteractionslabeling/ucm110632.htm.
6. Kathy C. Maupin, *The Secret Female Hormone* (Carlsbad, CA: Hay House, 2014), 83; L. M. Alderson and M. J. Baum, "Differential Effects of Gonadal Steroids on Dopamine Metabolism in Mesolimbic and Nigro-Striatal Pathways of Male Rat Brain", *Brain Research* 218, N°. 1-2 (10 de agosto de 1981): 189–206, https://www.ncbi.nlm.nih.gov/pubmed/7272735.

CAPÍTULO 1

1. "Nearly 7 in 10 Americans Take Prescription Drugs, Mayo Clinic, Olmsted Medical Center Find", Mayo Clinic, 19 de junio de 2013, https://newsnetwork.mayoclinic.org/discussion/nearly-7-in-10-americans-take-prescription-drugs-mayo-clinic-olmsted-medical-center-find/.

CAPÍTULO 2

1. Troy Brown, "The 10 Most-Prescribed and Top-Selling Medications" WebMD, consultado en línea el 18 de septiembre de 2018, https://www.webmd.com/drug-medication/news/20150508/most-prescribed-top-selling-drugs.
2. Erika Schwartz, *The New Hormone Solution* (Brentwood, TN: Post Hill Press, 2017), 185.

3. C. E. Wood et al., "Effects of Estradiol With Micronized Progesterone or Medroxyprogesterone Acetate on Risk Markers for Breast Cancer in Postmenopausal Monkeys", *Breast Cancer Research and Treatment* 101, no. 2 (enero de 2007): 125–34, https://doi.org/10.1007/s10549-006-9276-y; Y. Liang et al., "Synthetic Progestins Induce Growth and Metastasis of BT-474 Human Breast Cancer Xenografts in Nude Mice", *Menopause* 17, no. 5 (septiembre–octubre de 2010): 1040–7, https://doi.org/10.1097/gme.0b013e3181d3dd0c; K. Ory et al., "Apoptosis Inhibition Mediated by Medroxyprogesterone Acetate Treatment of Breast Cancer Cell Lines", *Breast Cancer Research and Treatment* 68, no. 3 (agosto de 2001): 187–98, https://www.ncbi.nlm.nih.gov/pubmed/11727956.

4. D. Murkes et al., "Effects of Percutaneous Estradiol-Oral Progesterone Versus Oral Conjugated Equine Estrogens-Medroxyprogesterone Acetate on Breast Cell Proliferation and Bcl-2 Protein in Healthy Women", *Fertility and Sterility* 95, no. 3 (1 de marzo de 2011): 1188–91, https://doi.org/10.1016/j.fertnstert.2010.09.062; C. E. Wood, "Transcriptional Profiles of Progestogen Effects in the Postmenopausal Breast", *Breast Cancer Research and Treatment* 114, no. 2 (marzo de 2009): 233–42, https://doi.org/10.1007/s10549-008-0003-8; H. Neubauer et al., "Overexpression of Progesterone Receptor Membrane Component 1: Possible Mechanism for Increased Breast Cancer Risk With Norethisterone in Hormone Therapy", *Menopause* 20, no. 5 (mayo de 2013): 504–10, https://doi.org/10.1097/GME.0b013e3182755c97; D. Murkes et al., "Percutaneous Estradiol/Oral Micronized Progesterone Has Less-Adverse Effects and Different Gene Regulations Than Oral Conjugated Equine Estrogens/Medroxyprogesterone Acetate in the Breasts of Healthy Women in Vivo", *Gynecological Endocrinology* 28, no. 2 (octubre de 2012): 12–15, https://doi.org/10.3109/09513590.2012.706670; K. J. Chang et al., "Influences of Percutaneous Administration of Estradiol and Progesterone on Human Breast Epithelial Cell Cycle in Vivo", *Fertility and Sterility* 63, no. 4 (abril de 1995): 785–91, https://www.ncbi.nlm.nih.gov/pubmed/7890063; C. E. Wood et al., "Effects of Estradiol", 125–34.

5. L. A. Pratt, D. J. Brody, and Q. Gu, "Antidepressant Use in Persons Aged 12 and Over: United States, 2005–2008", NCHS data brief, no. 76, Hyattsville, MD: National Center for Health Statistics, 2011.

6. Loretta Lanphier, "1 in 4 Women on Antidepressant Drugs for Stress, Depression, Anxiety", The Best Years in Life, consultado en línea el 18 de septiembre de 2018, http://www.tbyil.com/1_in_4_Women_on_Antidepressant_Drugs_Loretta_Lanphier.htm.

7. "Cholesterol", Centers for Disease Control and Prevention", consultado en línea el 18 de septiembre de 2018, https://www.cdc.gov/cholesterol/index.htm.

8. Suzy Cohen, *Thyroid Healthy* (Louisiana: Dear Pharmacist Inc., 2014), 17.

9. Marcia L. Stefanick, et al., "Effects of Conjugated Equine Estrogens on Breast Cancer and Mammography Screening in Postmenopausal Women With Hysterectomy", *Journal of the American Medical Association* 295, no. 14 (2006): 1647–1657, https://doi.org/10.1001/jama.295.14.1647; A. Patrick Schneider et al., "The Breast Cancer Epidemic: 10 Facts", *Linacre Quarterly* 81, no. 3 (agosto de 2014): 244–77, https://doi.org/10.1179/20 50854914Y.0000000027.

10. Gary Donovitz, *Age Healthier, Live Happier* (Florida: Celebrity Press, 2015), 77.

11. Philip M. Sarrel et al., "The Mortality Toll of Estrogen Avoidance: An Analysis of Excess Deaths Among Hysterectomized Women Aged 50 to 59 Years", *American Journal of Public Health* 103, no. 9 (septiembre de 2013): 1583–8, https://doi.org/10.2105/AJPH.2013.301295.

12. Schwartz, *The New Hormone Solution*, 5.

13. Jay Campbell and Jim Brown, *The Testosterone Optimization Therapy Bible* (Pasadena, California: Best Seller Publishing, 2018), 25.

14. Shehzad Basaria et al., "Adverse Events Associated With Testosterone Administration", *New England Journal of Medicine* 363 (8 de julio de 2010): 109–22, https://doi.org/10.1056/NEJMoa1000485.

15. Rebecca Vigen et al., "Association of Testosterone Therapy With Mortality, Myocardial Infarction, and Stroke in Men With Low Testosterone Levels", *Journal of the American Medical Association* 310, no. 17 (noviembre de 2013): 1829–36, https://doi.org/10.1001/jama.2013.280386.

16. "Comment & Response: Deaths and Cardiovascular Events in Men Receiving Testosterone", *Journal of the American Medical Association* 311, no. 9 (5 de marzo de 2014): 961–5, http://smsna.org/V1/images/JAMA/letters%20to%20the%20Editors%20accepted%20by%20JAMA%20%20regarding%20Vegin%20et%20al%20paper.pdf; Arthi Thirumalai, Katya B. Rubinow, and Stephanie T. Page, "An Update on Testosterone, HDL and Cardiovascular Risk in Men", *Journal of Clinical Lipidology* 10, no. 3 (2015): 251–58, https://www.ncbi.nlm.nih.gov/pmc/articles/PMC4527564/; Abdulmaged M. Traish, "Testosterone Therapy in Men With Testosterone Deficiency: Are the Benefits and Cardiovascular Risks Real or Imagined?", *American Journal of Physiology* 311, no. 3 (septiembre de 2016), https://doi.org/10.1152/ajpregu.00174.2016.

17. C. J. Malkin et al., "Low Serum Testosterone and Increase Morality in Men With Coronorary Heart Disease," *Heart.* 96, no. 22 (noviembre de 2010): 1821–5, https://doi.org/10.1136/hrt2010.195412.

18. Rishi Sharma et al., "Normalization of Testosterone Level is Associated With Reduced Incidence of Myocardial Infarction and Mortality in Men", *European Heart Journal* 36, no. 40 (21 de octubre de 2015): 2706–15, https://doi.org/10.1093/eurheartj/ehv346.

19. Abraham Morgentaler, *Testosterone for Life* (New York: McGraw-Hill, 2008), 134.

20. G. M. Rosano et al., "Natural Progesterone, but Not Medroxyprogesterone Acetate, Enhances the Beneficial Effect of Estrogen on Exercise-Induced Myocardial Ischemia in Postmenopausal Women", *Journal of the American College of Cardiology* 36, no. 7 (diciembre de 2000): 2154–9, https://doi.org /10.1016/S0735-1097(00)01007-X; A. Fournier, F. Berrino, and F. Clavel-Chapelon, "Unequal Risks for Breast Cancer Associated With Different Hormone Replacement Therapies: Results From the E3N Cohort Study", *Breast Cancer Research and Treatment* 107, no. 1 (enero de 2008): 103–11, https://doi.org /10.1007/s10549-007-9523-x; K. Holtorf, "The Bioidentical Hormone Debate: Are Bioidentical Hormones (Estradiol, Estriol, and Progesterone) Safer or More Efficacious Than Commonly Used Synthetic Versions in Hormone Replacement Therapy?", *Postgraduate Medicine* 121, no. 1 (enero de 2009): 73–85, https://doi. org/10.3810/pgm.2009.01.1949; Murkes et al., "Effects of Percutaneous Estradiol-Oral Progesterone Versus Oral Conjugated Equine Estrogens-Medroxyprogesterone Acetate on Breast Cell Proliferation and Bcl-2 Protein in Healthy Women".

21. L. Xu et al., "Testosterone Therapy and Cardiovascular Events Among Men: A Systematic Review and Meta-Analysis of Placebo-Controlled Randomized Trials", *BMC Medicine* 11 (abril de 2013): 108, https://doi. org/10.1186/1741-7015-11-108.

22. G. K. Gouras et al., "Testosterone Reduces Neuronal Secretion of Alzheimer's β-amyloid Peptides", *Proceedings of the National Academy of Sciences of the United States of America* 97, no. 3 (1 de febrero de 2000): 1202–5, https://www.ncbi.nlm.nih.gov/pmc/articles/PMC15568/.

23. D. Lim et al., "Can Testosterone Replacement Decrease the Memory Problem of Old Age?", *Medical Hypotheses* 60, no. 6 (junio de 2003): 893–6, https://www.ncbi.nlm.nih.gov/pubmed/12699720.

Capítulo 3

1. "Adult Obesity Facts", Centers for Disease Control and Prevention, consultado en línea el 26 de septiembre de 2018, https://www.cdc.gov/ obesity/data/adult.html.

2. World Economic Forum and the Harvard School of Public Health, "The Global Economic Burden of Non-communicable Diseases", septiembre de 2011, http://www3.weforum.org/docs/WEF_Harvard_HE_ GlobalEconomicBurden NonCommunicableDiseases_2011.pdf.

3. A. Carle et al., "Epidemiology of Subtypes of Hypothyroidism in Denmark", *European Journal of Endocrinology* 154, no. 1 (enero de 2006): 21–8, https://doi.org/10.1530/eje.1.02068.

CAPÍTULO 4

1. Izabella Wentz, *Hashimoto's Thyroiditis: Lifestyle Interventions for Finding and Treating the Root Cause* (Wentz LLC, 2013), 23.
2. Wentz, *Hashimoto's Thyroiditis*, 23.
3. Philip Shabecoff, *Earth Rising: American Environmentalism in the 21st Century* (Island Press, 2001), 149, https://www.amazon.com/Earth-Rising-American-Environmentalism-Century/dp/1559635843.
4. "Toxic Chemicals Found in Minority Cord Blood", EWG, 2 de diciembre de 2009, https://www.ewg.org/news/news-releases/2009/12/02/toxic-chemicals-found-minority-cord-blood#.W3HMm9JKgdU.
5. "Testosterone Week: The Declining Virility of Men and the Importance of T", The Art of Manliness, consultado en línea el 26 de septiembre de 2018, https://www.artofmanliness.com/articles/testosterone-week-intro/; Thomas G. Travison et al., "A Population-Level Decline in Serum Testosterone Levels in American Men", *Journal of Clinical Endocrinology & Metabolism* 92, no. 1 (1 de enero de 2007): 196–202, https://doi.org/10.1210/jc.2006-1375.
6. Vanessa McMains, "Johns Hopkins Study Suggests Medical Errors Are Third-Leading Cause of Death in U.S.", Johns Hopkins University, 3 de mayo de 2016, https://hub.jhu.edu/2016/05/03/medical-errors-third-leading-cause-of-death/.
7. Brown, "The 10 Most-Prescribed and Top-Selling Medications".
8. Mayo Clinic staff, "Statin Side Effects: Weigh the Benefits and Risks", Mayo Clinic, consultado en línea el 26 de septiembre de 2018, www.mayoclinic.org/statin-side-effects/art-20046013.
9. "Assessing and Managing Chemicals Under TSCA: Risk Management for Bisphenol A (BPA)", US Environmental Protection Agency, consultado en línea el 26 de septiembre de 2018, https://www.epa.gov/assessing-and-managing-chemicals-under-tsca/risk-management-bisphenol-bpa.
10. P. Alonso-Magdalena, I. Quesada, A. Nadal, "Endocrine Disruptors in the Etiology of Type 2 Diabetes Mellitus", *Nature Reviews Endocrinology* 7, no. 6 (5 de abril de 2011): 346–53, https://doi.org/10.1038/nrendo.2011.56.
11. J. L. Carwile, K. B. Michels, "Urinary Bisphenol A and Obesity: NHANES 2003–2006", *Environmental Research* 111, no. 6 (agosto de 2011): 825–30, https://doi.org/10.1016/j.envres.2011.05.014.
12. F. S. vom Saal, "The Estrogenic Endocrine Disrupting Chemical Bisphenol A (BPA) and Obesity", *Molecular and Cellular Endocrinology* 354, no. 1–2 (6 de mayo de 2012): 74–84, https://doi.org/10.1016/j.mce.2012.01.001.
13. L. N. Vandenberg, "Exposure to Bisphenol A in Canada: Invoking the Precautionary Principle", *CMAJ* 183, no. 11 (9 de Agosto de 2011): 1265–70, https://doi.org/10.1503/cmaj.101408.
14. Joseph Mercola, "10 Sources of Endocrine Disruptors and How to Avoid Them", Mercola, 15 de julio de 2015, https://articles.mercola.com/sites/

articles/archive/2015/07/15/10-common-sources-endocrine-disruptors.
aspx.

15. S. Biedermann, P. Tschudin, K. Grob, "Transfer of Bisphenol A
From Thermal Printer Paper to the Skin", *Analytical and Bioanalytical
Chemistry* 398, no. 1 (septiembre de 2010): 571–76, https://doi.
org/10.1007/s00216-010-3936-9.

16. "High Levels of Bisphenol A in Paper Currencies From Several
Countries, and Implications for Dermal Exposure", *Environmental Science
& Technology* 45, no. 16 (11 de julio de 2011): 6761–8, https://doi.
org/10.1021/es200977t.

17. Sara Goodman, "Tests Find More Than 200 Chemicals in Newborn
Umbilical Cord Blood", *Scientific American*, 2 de diciembre de 2009,
https://www.scientificamerican.com/article/newborn-babies-chemicals-
exposure-bpa/; D. Li et al., "Occupational Exposure to Bisphenol-A
(BPA) and the Risk of Self-Reported Male Sexual Dysfunction", *Human
Reproduction* 25, no. 2 (1 de febrero de 2010): 519–27, https://doi.
org/10.1093/humrep/dep381.

18. Sushil K. Khetan, *Endocrine Disruptors in the Environment* (New Jersey:
John Wiley & Sons Inc., 2014), 92.

19. Mikaela Conley, "Is Chemical in Plastic Robbing Men of Sex Appeal?",
ABC News, 28 de junio de 2011, https://abcnews.go.com/Health/plastic
-compound-bpa-undermine-masculinity/story?id=13940540.

20. Khetan, *Endocrine Disruptors in the Environment*, 73.

21. K. K. Barnes, "A National Reconnaissance of Pharmaceuticals and
Other Organic Wastewater Contaminants in the United States—
1) Groundwater", *Science of the Total Environment* 402, no. 2–3
(1 de septiembre de 2008), 192-200, https://doi.org/10.1016/j.
scitotenv.2008.04.028.

22. F. Brucker-Davis et al, "Genetic and Clinical Features of 42 Kindreds
With Resistance to Thyroid Hormone. The National Institutes of
Health Prospective Study", *Annals of Internal Medicine* 123, no. 8 (1995):
572–83, https://www.ncbi.nlm.nih.gov/pubmed/7677297.

23. Wentz, *Hashimoto's Thyroiditis*, 89.

24. "Why Your Sofa May Harm Your Health", *The Guardian*, consultado
en línea el 27 de septiembre de 2018, https://www.theguardian.com/
science/2010
/jan/21/sofas-carpets-pans-thyroid-disease.

25. Wentz, *Hashimoto's Thyroiditis*, 83.

26. Wentz, *Hashimoto's Thyroiditis*, 89.

27. Nelson Vergel, *Testosterone: A Man's Guide* (Texas: Milestones
Publishing, 2011), 84.

28. Hagai Levine et al., "Temporal Trends in Sperm Count: a Systematic
Review and Meta-Regression Analysis", *Human Reproduction Update*
23, no. 6 (1 de noviembre de 2017): 646–59, https://doi.org/10.1093/
humupd/dmx022.

CAPÍTULO 5

1. "Landmark Study Defines Normal Ranges for Testosterone Levels", Endocrine Society, 10 de enero de 2017, https://www.endocrine.org/news-room/current-press-releases/landmark-study-defines-normal-ranges-for-testosterone-levels; Jeff Minerd, "Normal Range Redefined for Young Men's Testosterone—264–916 ng/dL Is Now the Standard for Ages 19–39", *MedPage Today*, 12 de enero de 2017, https://www.medpagetoday.com/endocrinology/generalendocrinology/62499.
2. "Testosterone, Free, Direct", LabCorp, consultado en línea el 27 de septiembre de 2018, https://www.labcorp.com/test-menu/35496/testosterone-free-direct.
3. J. Axelsson et al., "Effects of Acutely Displaced Sleep on Testosterone", *Journal of Clinical Endocrinology and Metabolism* 90, no. 8 (agosto de 2005): 4530–5, https://www.ncbi.nlm.nih.gov/pubmed/15914523.

CAPÍTULO 6

1. Donovitz, *Age Healthier, Live Happier*, 17.
2. Donovitz, *Age Healthier, Live Happier*, 33
3. Arthritis Foundation, *Arthritis by the Numbers: Book of Trusted Facts and Figures* (2018), https://www.arthritis.org/Documents/Sections/About-Arthritis/arthritis-facts-stats-figures.pdf.
4. G. S. Lynch, Emerging Drugs for Sarcopenia: Age-Related Muscle Wasting. *Expert Opinion on Emerging Drugs* 9, no. 2. (noviembre de 2004): 345–61, https://www.ncbi.nlm.nih.gov/pubmed/15571490.
5. E. Leifke et al., "Age-Related Changes of Serum Sex Hormones, Insulin-Like Growth Factor-1 and Sex-Hormone Binding Globulin Levels in Men: Cross-Sectional Data From a Healthy Male Cohort", *Clinical Endocrinology (Oxford)* 53, no. 6 (diciembre de 2000): 689–95.
6. G. B. Forbes, "Longitudinal Changes in Adult Fat-Free Mass: Influence of Body Weight", *American Journal of Clinical Nutrition* 70 (1999): 1025–31.
7. "Death and Mortality," Centers for Desease Control and Prevention, consultado el 27 de septiembre de 2018, https://www.cdc.gov/nchs/fastats/death.htm.
8. Will Brink, "Preventing Sarcopenia", *Life Extension*, enero de 2007, http://www.lifeextension.com/Magazine/2007/1/report_muscle/Page-01?p=1.
9. "A Profile of Older Americans 2010", Administration on Aging, 28 de septiembre de 2011, https://www.acl.gov/aging-and-disability-in-america/data-and-research/profile-older-americans.
10. D. D. Thompson, "Aging and Sarcopenia", *Journal of Musculoskeletal & Neuronal Interactions* 7, no. 4 (2007): 344–5.
11. S. von Haehling, J. E. Morley, and S. D. Anker, "An Overview of Sarcopenia: Facts and Numbers on Prevalence and Clinical Impact", *Journal of Cachexia, Sarcopenia and Muscle* 1, no. 2 (diciembre de 2010): 129–33, https://www.ncbi.nlm.nih.gov/pmc/articles/PMC3060646/.

12. I. Janssen et al., "The Healthcare Costs of Sarcopenia in the United States", *Journal of the American Geriatrics Society* 52, no. 1 (enero de 2004): 80–85.

13. Janssen et al., "Low Relative Skeletal Muscle Mass (Sarcopenia) in Older Persons Is Associated With Functional Impairment and Physical Disability", *Journal of the American Geriatrics Society* 50, no. 5 (mayo de 2002): 889–96.

14. Lynch, *Sarcopenia—Age-Related Muscle Wasting and Weakness.*

15. Janssen et al., "The Healthcare Costs of Sarcopenia in the United States".

16. Marcell, "Sarcopenia: Causes, Consequences, and Preventions", *Journals of Gerontology* 58 (2003): M911–M916.

17. Alliance for Aging Research, *The Silver Book: Chronic Disease and Medical Innovation in an Aging Nation,* http://silverbook.org/fact/31 29 de septiembre de 2011.

18. Alliance for Aging Research, *The Silver Book.*

19. Lynch, *Sarcopenia—Age-Related Muscle Wasting and Weakness,* 334.

20. "1 in 3 Americans Will Have Diabetes by 2050, CDC Says", *Live Science,* 22 de octubre de 2010, https://www.livescience.com/10195-1-3-americans -diabetes-2050-cdc.html.

21. "1 in 3 Americans Will Have Diabetes by 2050, CDC Says", *Live Science.*

22. Edward R. Rosick, "Protecting Muscle Mass as You Age", Life Extension, agosto de 2003, http://www.lifeextension.com/magazine/2003/8/report_ muscle/Page-01.

23. Brink, "Preventing Sarcopenia".

24. Leifke et al., "Age-Related Changes of Serum Sex Hormones, Insulin-Like Growth Factor-1 and Sex-Hormone Binding Globulin Levels in Men".

CAPÍTULO 7

1. N. Asi et al., "Progesterone vs. Synthetic Progestins and the Risk of Breast Cancer: A Systematic Review and Meta-Analysis", *Systematic Reviews* 5 (2016): 121, https://www.ncbi.nlm.nih.gov/pmc/articles/ PMC4960754/.

2. Edward M. Lichten, *Textbook of Bio-Identical Hormones* (Michigan: U.S. Doctors Resources LLC, 2014), 11.

3. PCCA, "Atrevis™ Hydrogel", 2017, http://files.constantcontact. com/998803f1601/89693950-dd43-47c8-ace2-d38fc86bb41d.pdf.

4. Paul J. Rosch, "America's Leading Adult Health Problem", *USA Magazine,* mayo de 1991.

5. Intermountain Medical Center, "Testosterone Supplementation Reduces Heart Attack Risk in Men With Heart Disease", *Science Daily,* 3 de abril de 2016, www.sciencedaily.com/releases/2016/04/160403195920.htm.

6. P. G. Cohen, "Obesity in Men: The Hypogonadal-Estrogen Receptor Relationship and Its Effect on Glucose Homeostasis", *Medical Hypotheses* 70, no. 2 (2008): 358–360.

7. "Adult Obesity Facts", Centers for Disease Control and Prevention, consultado en línea el 27 de septiembre de 2018, https://www.cdc.gov/obesity/data/adult.html.

8. "Defining Adult Overweight and Obesity", Centers for Disease Control and Prevention, consultado en línea el 27 de septiembre de 2018, https://www.cdc.gov/obesity/adult/defining.html.

9. Pamela Smith, *HRT: The Answers* (Traverse City, MI: Healthy Living Books Inc., 2003).

10. A. Morgentaler et al., "Prevalence of Prostate Cancer Among Hypogonadal Men With Prostate-Specific Antigen Levels of 4.0 ng/mL or Less", *Current Therapeutic Research, Clinical and Experimental* 68, no. 6 (diciembre de 2006): 1263-7.

11. Abraham Morgentaler, "Destroying the Myth About Testosterone Replacement and Prostate Cancer", *Life Extension*, diciembre de 2008, http://www.lef.org/magazine/2008/12/destroying-the-myth-about-testosterone-replacement-prostate-cancer/page-01.

12. A. Morgentaler, "Testosterone Replacement Therapy and Prostate Risks: Where's the Beef?", *Canadian Journal of Urology* 13, no. 1 (febrero de 2006): 40-3, https://www.ncbi.nlm.nih.gov/pubmed/16526980.

13. American Thyroid Association, "Thyroid and Cholesterol", *Clinical Thyroidology for the Public* 5, no. 12 (octubre de 2012): 3, https://www.thyroid.org/patient-thyroid-information/ct-for-patients/vol-5-issue-12/p-3/.

14. Mark Starr, *Hypothyroidism Type 2* (Missouri: Mark Starr Trust, 2005), 37.

15. "Low Testosterone", American Diabetes Association, consultado en línea el 27 de septiembre de 2018, http://www.diabetes.org/living-with-diabetes/treatment-and-care/men/low-testosterone.html.

16. R. T. Joffe, "Hormone Treatment of Depression", *Dialogues in Clinical Neuroscience* 13, no. 1 (marzo de 2011): 127–38, https://www.ncbi.nlm.nih.gov/pmc/articles/PMC3181966/.

Capítulo 8

1. Pamela Wartian Smith, *What You Must Know About Thyroid Disorders and What to Do About Them* (New York: Square One Publishers, 2016), 17.

2. Starr, *Hypothyroidism Type 2*, 1.

3. Broda O. Barnes, *Hypothyroidism: The Unsuspected Illness* (New York: Harper and Row, 1939).

4. Donovitz, *Age Healthier, Live Happier*, 57.

5. Broda, *Hypothyroidism*.

6. Starr, *Hypothyroidism Type 2*, 147.

7. Starr, *Hypothyroidism Type 2*, 43.

8. Broda O. Barnes; Charlotte W. Barnes, *Hope for Hypoglycemia*, rev. ed. (American Book Company, 1999).

9. Starr, *Hypothyroidism Type 2*, 84.

10. Starr, *Hypothyroidism Type 2*, 186.

11. Cohen, *Thyroid Healthy*, 5.

12. Bowthorpe, *Stop the Thyroid Madness*, 168.

13. R. Rising et al., "Concomitant Interindividual Variation in Body Temperature and Metabolic Rate", *American Journal of Physiology* 263, no. 4 (1 de octubre de 1992): E730–4, https://doi.org/10.1152/ajpendo.1992.263.4.E730.

14. Lichten, *Textbook of Bio-Identical Hormones*, 11.

15. A. Carle et al., "Epidemiology of Subtypes of Hypothyroidism in Denmark", *European Journal of Endocrinology* 154, no. 1 (enero de 2006): 21–8, https://doi.org/10.1530/eje.1.02068.

16. Lichten, *Textbook of Bio-Identical Hormones*, 63.

17. Smith, *What You Must Know About Thyroid Disorders and What to Do About Them*, 25–6.

18. Bowthorpe, *Stop the Thyroid Madness*, 50.

19. J. R. Garber et al., "Clinical Practice Guidelines for Hypothyroidism in Adults: Cosponsored by the American Association of Clinical Endocrinologists and the American Thyroid Association", *Endocrine Practice* 18, no. 6 (2012): 988–1028.

20. Starr, *Hypothyroidism Type 2*, 70.

21. Janie A. Bowthorpe, *Stop the Thyroid Madness II* (Colorado: Laughing Grape Publishing, 2014), 83.

22. "Iodine Deficiency", American Thyroid Association, consultado en línea el 27 de septiembre de 2018, https://www.thyroid.org/iodine-deficiency/.

23. Katie Mui, "Why Synthroid Is the Most Prescribed Drug in the US", GoodRx, 7 de noviembre de 2017, https://www.goodrx.com/blog/why-synthroid-is-the-most-prescribed-drug-in-the-us/.

24. Yusuf "JP" Saleeby, in Bowthorpe, *Stop the Thyroid Madness II*, 65.

25. Saleeby in Bowthorpe, *Stop the Thyroid Madness II*.

26. Bowthorpe, *Stop the Thyroid Madness* 33.

27. Bowthorpe, *Stop the Thyroid Madness II*, 246.

Capítulo 9

1. C. Steffensen et al., "Epidemiology of Cushing's Syndrome", *Neuroendocrinology* 92, n.° 1 (2010): 1–5, https://doi.org/10.1159/000314297.

2. A. R. Genazzani et al., "Long-Term Low-Dose Dehydroepiandrosterone Replacement Therapy in Aging Males With Partial Androgen Deficiency", *Aging Male* 7, n.° 2 (junio de 2004): 133–43, https://www.ncbi.nlm.nih.gov/pubmed/15672938.

3. Rosch, "America's Leading Adult Health Problem".

CAPÍTULO 10

1. Kathy C. Maupin, *The Secret Female Hormone* (Carlsbad, CA: Hay House, 2014), https://books.google.com/books?id=t0BQAwAAQBAJ&pg.
2. Brink, "Preventing Sarcopenia".
3. Maupin, *The Secret Female Hormone*, xxi.
4. Maupin, *The Secret Female Hormone*, 94.
5. Morgentaler, *Testosterone for Life*, 1.
6. Maupin, *The Secret Female Hormone*, 7.
7. Morgentaler, *Testosterone for Life*, 14.
8. R. Glaser y C. Dimitrakakis, "Testosterone Therapy in Women: Myths and Misconceptions", *Maturitas* 74, n.° 3 (marzo de 2013): 230-4, https://doi.org/10.1016/j.maturitas.2013.01.003; Maupin, *The Secret Female Hormone*, 196.
9. Maupin, *The Secret Female Hormone*, 32.
10. Maupin, *The Secret Female Hormone*, 94.
11. R. L. Cunningham et al., "Oxidative Stress, Testosterone, and Cognition Among Caucasian and Mexican American Men With and Without Alzheimer's Disease", *Journal of Alzheimer's Disease* 40, n.° 3 (2014): 563–73, https://doi.org/10.3233/JAD-131994.
12. Maupin, *The Secret Female Hormone*, 94, 172.
13. Maupin, *The Secret Female Hormone*.
14. Amanda Brimhall, "Busting the Myth of Testosterone Therapy", Forever Health, 10 de febrero de 2017, https://www.foreverhealth.com/blogs/forever-health/busting-the-myth-of-testosterone-therapy.
15. M. F. Sowers et al., "Testosterone Concentrations in Women Aged 25–50 Years: Associations With Lifestyle, Body Composition, and Ovarian Status", *American Journal of Epidemiology* 153, n.° 3 (1 de febrero de 2001): 256–64, https://doi.org/10.1093/aje/153.3.256.

CAPÍTULO 11

1. Donovitz, *Age Healthier, Live Happier*, 75.
2. William Faloon, "As We See It: Surprise Findings in Estrogen Debate", *Life Extension*, noviembre de 2013, http://www.lifeextension.com/magazine/2013/11/surprise-findings-in-estrogen-debate/page-04?p=1.
3. B. Formby and T. S. Wiley, "Progesterone Inhibits Growth and Induces Apoptosis in Breast Cancer Cells: Inverse Effects on Bcl-2 and p53", *Annals of Clinical and Laboratory Science* 28, n.° 6 (noviembre–diciembre de 1998): 360–9, https://www.ncbi.nlm.nih.gov/pubmed/9846203.
4. J. E. Rossouw et al., "Risks and Benefits of Estrogen Plus Progestin in Healthy Postmenopausal Women: Principal Results From the Women's Health Initiative Randomized Controlled Trial", *JAMA* 288, n.° 3 (julio de 2002): 321–33, https://www.ncbi.nlm.nih.gov/pubmed/12117397; Y. Liang et al., "Synthetic Progestins Induce Growth and Metastasis of

BT-474 Human Breast Cancer Xenografts in Nude Mice", *Menopause* 17, n.° 5 (septiembre–octubre de 2010): 1040–7, https://doi.org/10.1097/gme.0b013e3181d3dd0c; J. V. Porch et al., "Estrogen-Progestin Replacement Therapy and Breast Cancer Risk: The Women's Health Study (United States)", *Cancer Causes and Control* 13, n.° 9 (noviembre de 2002): 847–54, https://www.ncbi.nlm.nih.gov/pubmed/12462550.

5. G. Plu-Bureau et al., "Percutaneous Progesterone Use and Risk of Breast Cancer: Results From a French Cohort Study of Premenopausal Women With Benign Breast Disease", *Cancer Detection and Prevention* 23, n.° 4 (1999): 290–6, https://www.ncbi.nlm.nih.gov/pubmed/10403900.

6. U. Larsson-Cohn et al., "Lipoprotein Changes May Be Minimized by Proper Composition of a Combined Oral Contraceptive", *Fertility and Sterility* 35, n.° 2 (febrero de 1981): 172–9, https://www.ncbi.nlm.nih.gov/pubmed/7193603.

7. Melissa Conrad Stoppler, "Menopause (Symptoms, Remedies, and Treatment Medications)", WebMD Inc., consultado en línea el 1 de octubre de 2018, https://www.emedicinehealth.com/menopause/article_em.htm#definition_and_facts_about_menopause.

8. "Progesterone", Laboratory Corporation of America Holdings, consultado en línea el 21 de agosto de 2018, https://www.labcorp.com/test-menu/33596/progesterone.

Capítulo 12

1. Maupin, *The Secret Female Hormone*, 172.
2. Lichten, *Textbook of Bio-Identical Hormones*, 117.
3. K. M. Webber, "The Contribution of Luteinizing Hormone to Alzheimer Disease Pathogenesis," *Clinical Medicine and Research* 5, no. 3 (octubre de 2007): 177¬–83, https://doi.org/10.3121/cmr.2007.741.
4. Maupin, *The Secret Female Hormone*, 125.
5. N. J. Raine-Fenning, M. P. Brincat, Y. Muscat-Baron, "Skin Aging and Menopause: Implications for Treatment", *American Journal of Clinical Dermatology* 4, n.° 6 (febrero de 2003): 371-8, https://www.ncbi.nlm.nih.gov/pubmed/12762829.
6. M. A. Kirschner et al., "Obesity, Hormones, and Cancer", *Cancer Research* 41, n.° 9 (septiembre de 1981): 3711–7, https://www.ncbi.nlm.nih.gov/pubmed/7260928.
7. Pamela Smith, *What You Must Know About Women's Hormones* (Garden City Park, NY: Square One Publishers, 2010), 17; Amy Lee Hawkins, *What You Must Know About Bioidentical Hormone Replacement Therapy* (Nueva York: Square One Publishing, 2013), 89.

Capítulo 13

1. A. Colmou, "Estrogens and Vascular Thrombosi", *Soins. Gynécologie, Obstétrique, Puériculture, Pédiatrie* 16 (septiembre de 1982): 39–41, https://www.ncbi.nlm.nih.gov/pubmed/6925385.

2. R. D. Abbott et al., "Serum Estradiol and Risk of Stroke in Elderly Men", *Neurology* 68, n.º 8 (20 de febrero de 2007): 563–8.

3. G. Carruba, "Estrogen and Prostate Cancer: An Eclipsed Truth in an Androgen-Dominated Scenario", *Journal of Cellular Biochemistry* 102, n.º 4 (1 de noviembre de 2007): 899–911, https://doi.org/10.1002/jcb.21529; J. L. Nelles, W. Hu, and G. S. Prins, "Estrogen Action and Prostate Cancer", *Expert Review of Endocrinology & Metabolism* 6, n.º 3 (mayo de 2011): 437–51, https://doi.org/10.1586/eem.11.20.

4. E. L. Klaiber et al., "Serum Estrogen Levels in Men With Acute Myocardial Infarction", *American Journal of Medicine* 73, n.º 6 (diciembre de 1982): 872–81, https://www.ncbi.nlm.nih.gov/pubmed/7148879; G. B. Phillips, B. H. Pinkernell, and T. Jing, "The Association of Hyperestrogenemia With Coronary Thrombosis in Men", *Arteriosclerosis, Thrombosis, and Vascular Biology* 16 (2018): 1383–7, https://doi.org/10.1161/atvb.16.11.1383.

Capítulo 14

1. Campbell and Brown, *The Testosterone Optimization Therapy Bible, 12*; T. G. Travison et al., "A Population-Level Decline in Serum Testosterone Levels in American Men", *Journal of Clinical Endocrinology and Metabolism* 92, n.º 1 (enero de 2007): 196-202, https://doi.org/10.1210/jc.2006-1375.

2. Jay Campbell, *The Definitive Testosterone Replacement Therapy Manual* (Archangel Ink, 2015), 39.

3. D. A. Gruenewald y A. M. Matsumoto, "Testosterone Supplementation Therapy for Older Men: Potential Benefits and Risks", *Journal of the American Geriatrics Society* 51, n.º 1 (enero de 2003): 101–15, https://www.ncbi.nlm.nih.gov/pubmed/12534854.

4. P. G. Cohen, "Obesity in Men: The Hypogonadal—Estrogen Receptor Relationship and Its Effect on Glucose Homeostasis", *Medical Hypotheses* 70, n.º 2 (2008): 358–60.

5. L. H. Goh, C. H. How, and T. C. Lau, "Male Osteoporosis: Clinical Approach and Management in Family Practice", *Singapore Medical Journal* 55, n.º 7 (julio de 2014): 353–7, https://www.ncbi.nlm.nih.gov/pubmed/25091882.

6. H. A. Fink et al., "Association of Testosterone and Estradiol Deficiency With Osteoporosis and Rapid Bone Loss in Older Men", *Journal of Clinical Endocrinology and Metabolism* 91, n.º 10 (octubre de 2006): 3908–15, https://doi.org/10.1210/jc.2006-0173.

7. R. L. Cunningham et al., "Oxidative Stress, Testosterone, and Cognition Among Caucasian and Mexican American Men With and Without Alzheimer's Disease", *Journal of Alzheimer's Disease* 40, n.º 3 (2014): 563–73, https://doi.org/10.3233/JAD-131994.

8. A. D. Mooradian, J. E. Morley y S. G. Korenman, "Biological Actions of Androgens", *Endocr. Rev.* 8, n.º 1 (febrero de 1987): 1–28, https://doi.org/10.1210/edrv-8-1-1. PMID 3549275.

9. C. Huggins and C. V. Hodges, "Studies on Prostatic Cancer. I. The Effect of Castration, of Estrogen and Androgen Injection on Serum Phosphatases in Metastatic Carcinoma of the Prostate", *CA: A Cancer Journal for Clinicians* 22, n.° 4 (julio–agosto de 1972): 232–40, http://cancerres.aacrjournals.org/content/1/4/293?iss=4.

10. Morgentaler, *Testosterone for Life*, 135.

11. N. E. Eaton et al., "Endogenous Sex Hormones and Prostate Cancer: A Quantitative Review of Prospective Studies", *British Journal of Cancer* 80, n.° 7 (junio de 1999): 930–34, https://doi.org/10.1038/sj.bjc.6690445.

12. Endogenous Hormones and Prostate Cancer Collaborative Group, "Endogenous Sex Hormones and Prostate Cancer: A Collaborative Analysis of 18 Prospective Studies", *Journal of the National Cancer Institute* 100, n.° 3 (febrero de 2008): 170–83, https://doi.org/10.1093/jnci/djm323.

13. Morgentaler, *Testosterone for Life*, 132.

14. A. D. Mooradian, J. E. Morley, S. G. Korenman, "Biological Actions of Androgens", *Endocrine Reviews* 8, n.° 1 (febrero de 1987): 1–28, https://doi.org/10.1210/edrv-8-1-1.

15. C. Ohlsson et al., "High Serum Testosterone Is Associated With Reduced Risk of Cardiovascular Events in Elderly Men. The MrOS (Osteoporotic Fractures in Men) Study in Sweden", *Journal of the American College of Cardiology* 58, n.° 16 (11 de octubre de 2011): 1674–81, https://doi.org/10.1016/j.jacc.2011.07.019.

16. B. Gencer and F. Mach, "Testosterone: A Hormone Preventing Cardiovascular Disease or a Therapy Increasing Cardiovascular Events?", *European Heart Journal* 37, n.° 48 (21 de diciembre de 2016): 3569–75, https://doi.org/10.1093/eurheartj/ehv439.

17. J. Baillargeon et al., "Risk of Venous Thromboembolism in Men Receiving Testosterone Therapy", *Mayo Clinic Proceedings* 90, n.° 8 (agosto de 2015): 1038–1045, https://doi.org/10.1016/j.mayocp.2015.05.012.

18. "Educational Commentary—Testosterone and Sex-Hormone Binding Globulin", American Proficiency Institute, consultado en línea el 27 de septiembre de 2018, http://www.api-pt.com/Reference/Commentary/2013Achem.pdf.

19. Ohlsson et al., "High Serum Testosterone Is Associated With Reduced Risk of Cardiovascular Events in Elderly Men.

20. Donovitz, *Age Healthier, Live Happier*, 83.

21. Juan Augustine Galindo Jr., "Normal Estradiol Levels in Men", Testosterone Centers of Texas, 27 de septiembre de 2016, https://tctmed.com/normal-estradiol-levels/.

22. "Educational Commentary—Testosterone and Sex-Hormone Binding Globulin", American Proficiency Institute.

23. K. M. Lakshman et al., "The Effects of Injected Testosterone Dose and Age on the Conversion of Testosterone to Estradiol and Dihydrotestosterone in Young and Older Men", *Journal of Clinical Endocrinology and Metabolism* 95, n.º 8 (agosto de 2010): 3955–64, https://doi.org/10.1210/jc.2010-0102.

24. Amanda Brimhall, "Busting the Myth of Testosterone Therapy", Forever Health, 10 de febrero, 2017, https://www.foreverhealth.com/blogs/forever-health/busting-the-myth-of-testosterone-therapy.

25. "A Population-Level Decline in Serum Testosterone Levels in American Men", *Journal of Clinical Endocrinology and Metabolism* 92, n.º 1 (enero de 2007): 196–202, https://doi.org/10.1210/jc.2006-1375.

26. P. G. Cohen. "Aromatase, Adiposity, Aging and Disease. The Hypogonadal-Metabolic-Atherogenic-Disease and Aging Connection", *Medical Hypotheses* 56, n.º 6 (junio de 2001): 702-8, https://doi.org/10.1054/mehy.2000.1169; P. G. Cohen, "The Hypogonadal-Obesity Cycle: Role of Aromatase in Modulating the Testosterone-Estradiol Shunt—a Major Factor in the Genesis of Morbid Obesity", *Medical Hypotheses* 52, n.º 1 (enero de 1999): 49–51, https://doi.org/10.1054/mehy.1997.0624.

Capítulo 15

1. G. E. Butterfield, "The Effects of Recombinant Human Insulin-Like Growth Factor-1 and Growth Hormone on Body Composition in Elderly Women", *Journal of Clinical Endocrinology and Metabolism* 80, n.º 6 (junio de 1995): 1845–52, https://doi.org/10.1210/jcem.80.6.7539817.

2. D. Rudman et al., "Effects of Human Growth Hormone in Men Over 60 Years Old", *New England Journal of Medicine* 323, n.º 1 (5 de julio de 1990): 1–6, https://doi.org/10.1056/NEJM199007053230101.

3. R. R. Suminski et al., "Acute Effect of Amino Acid Ingestion and Resistance Exercise on Plasma Growth Hormone Concentration in Young Men", *International Journal of Sport Nutrition* 7, n.º 1 (marzo de 1997): 48–60, https://www.ncbi.nlm.nih.gov/pubmed/9063764.

4. T. C. Welbourne, "Increased Plasma Bicarbonate and Growth Hormone After an Oral Glutamine Load", *American Journal of Clinical Nutrition* 61, n.º 5 (mayo de 1995): 1058–61, https://doi.org/10.1093/ajcn/61.4.1058.

Apéndice D

1. Bowthorpe, *Stop the Thyroid Madness II*, 217.
2. Cohen, *Thyroid Healthy*, 89.
3. Bowthorpe, *Stop the Thyroid Madness II*, 190.

Apéndice G

1. "12 Worst Endocrine Disruptors Revealed by Environmental Working Group and Keep a Breast", Keep a Breast, 29 de octubre de 2013, http://

keep-a-breast.org/12-worst-endocrine-disruptors-revealed-environment/;
"Dirty Dozen Endocrine Disruptors: 12 Hormone-Altering Chemicals
and How to Avoid Them", Environmental Working Group, 28 de octubre
de 2013, https://www.ewg.org/research/dirty-dozen-list-endocrine-
disruptors#.W23oQtJKgb4.